JN048551

ええっ！これで糖質＆脂質オフ!?

ヤセる欲望系おやつ

太る

現役看護師ママ
石原彩乃

主婦の友社

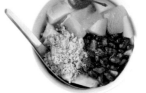

はじめに

材料はヘルシーだけど、
仕上がりはハイカロリー風の満足感。
それが私のこだわり

はじめまして。現役看護師で二児の母・石原彩乃です!

Instagramで糖質&脂質オフのレシピを発信し続けて約1年半。きっかけは、
産後ダイエットとして考えたレシピを備忘録的に投稿していたこと。
そのうち、多くのかたに見てもらえるようになって、いつしかフォロワーのみなさんに
喜んでもらいたいと日々試作に励むように。

この本で紹介しているレシピは、ただ単に〝ヤセる〟というのではなく、
〝おやつは補食〟をモットーに、
むしろとったほうがいい栄養をおやつで補えるように考えたものです。
いまどきの食生活の中で、不足しがちなたんぱく質や食物繊維をたっぷりとれて、
逆にとりすぎる傾向にあり、おデブ化の原因となる糖質や脂質はオフする。しかも、
お通じもよくなるし肌もきれいになっていいことずくめ。
なぜそんな効果があるかといったら……、それは材料が一般的なおやつとは違って、
オートミール、おからパウダー、お豆腐など
ヘルシーなものしか採用していないからなのです。

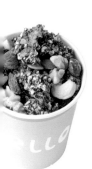

また、看護師として日々働いているなかで
病気や体質によってつらい食事制限が必要なかたたちの、
食べる楽しみや選択肢を増やしたいという思いが強くありました。
だから、材料はヘルシーでも、仕上がりは胃も心も満足できるハイカロリー風。
おいしいおやつをあきらめることなく、ダイエットをして
美しく、そして心身ともに元気に過ごしてもらえたら、と
心から願っています!

ストレス皆無！
おやつを
食べながら

8kg
ヤセました！

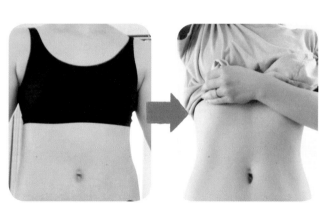

BEFORE　　AFTER

無理な食事制限で病んだ日々も……

このレシピが完成して
ダイエットに成功するまで

ちょこっと紹介!

HISTORY

やる気みなぎり期

産後太ったカラダを戻すため
糖質制限をスタート!

ソッコー戻すぞ!とやる気十分で臨んだ産後ダイエット。朝ごはんは「きゅうり、ささ身、豆腐だけ」など、ほぼたんぱく質と野菜のみの食事に制限。体重はおもしろいほど落ち、2カ月で-8kgを達成! でも結果、にんじんの糖質すらも気になって躊躇してしまうほど気持ちが追い込まれてしまっていました。

過食に走る病み期

菓子パンなどの過食が止まらず
たった2カ月でリバウンド!

もともとおやつが大好きだったため、ガマンの反動で食欲が爆発! なんと2カ月で+12kgのリバウンドをしてしまいました(涙)。夜コンビニに行って菓子パンを買い込み、家族にバレないように車で食べたりなどの行動に出るように。抜け毛や肌荒れも起こり、病院に通うことになってしまったんです。

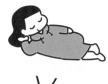

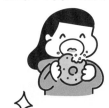

ダイエット勉強期

「きれいな人ほど正しく食べている!」
Instaで気づいた現実

今のままではいけないと思い悩んでいた時期に、Instagramを見ているなかで、スタイルがよくてキレイな人ほど、しっかりごはんを食べているということに気づいたんです。そこから栄養のこと、食事のこと、イチから勉強し直して、大事なのは"何を選びそして食べるか"だなと気づき、ダイエットのやり方を変えようと決意したんです。

おやつでダイエット成功期

糖質&脂質オフおやつのレシピを
続々考案し、再び-8kg

過去にリバウンドした経験から、継続できなければ意味がないと考えていたところ、食べても太らない糖質オフのおやつを作ろうと思いついたんです。子どものころからお菓子作りが好きだったので、材料をひと工夫し納得が行くまで試作。心にもカラダにもやさしいおやつのレシピができ上がり、本当にストレスフリーでヤセることができました♡

みなさん！　無理は禁物ですよ〜。
心もカラダも満たすおやつで、
楽しくヤセましょ

朝は腹もちがいいオートミール系のレシピ、間食には低カロリー＆低糖質のおから系のレシピをとり入れるなどして、ストレスフリーなダイエットを始めたところ、なんと3カ月で-8kgのダイエットに成功しました♡

CONTENTS

PART **1** みんなが作った! 食べた! ヤセた!
人気のおやつ神7

PART **2** おからパウダー オートミール プロテインで作る
毎日食べてもOK♡な定番おやつ

おからで作る!
やさしい味のふわふわおやつ

オートミールで作る!
香ばしくて満足度◎なおやつ

プロテインで作る!
持ち歩きもできる高たんぱくなおやつ

糖質オフおやつにのせたり♪添えたり♪はさんだり
クリーム4種 ──────── 56

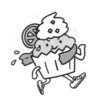

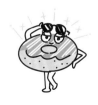

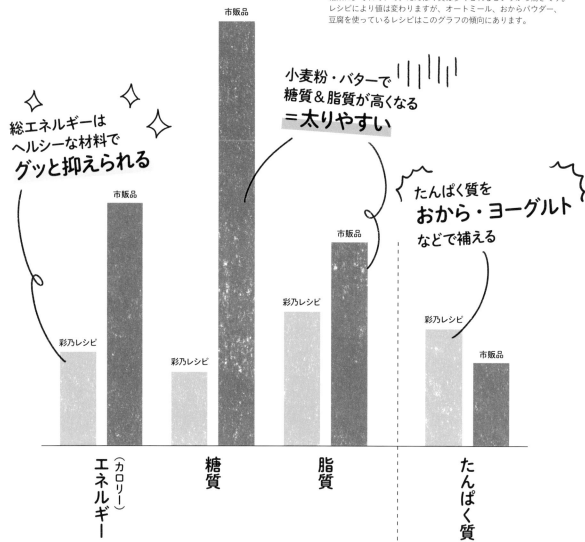

ヤセる理由

1

しかも高たんぱく！

糖質＆脂質オフ

―チョコチップマフィンの場合―

チョコチップマフィンの栄養素を彩乃さんのレシピと市販品で比較。するとカロリーは半分以下、糖質はなんと市販品の5分の1という結果に。それでいて、たんぱく質は多くとれるというから驚きです。レシピにより値は変わりますが、オートミール、おからパウダー、豆腐を使っているレシピはこのグラフの傾向にあります。

総エネルギーは
ヘルシーな材料で
グッと抑えられる

市販品

彩乃レシピ

小麦粉・バターで
糖質＆脂質が高くなる
＝太りやすい

市販品

彩乃レシピ

市販品

たんぱく質を
おから・ヨーグルト
などで補える

彩乃レシピ

市販品

彩乃レシピ

市販品

（カロリー）
エネルギー

糖質

脂質

たんぱく質

8

ヤセる理由

2

８割ワンボウルで作れる

彩乃さんが愛用する
三種の神器はコレ

洗いものが
少ないですよ〜

使わない

変わった型

使わない

ふるい

まぜる道具は
箸やスプーンが
オススメ！

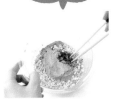

1 まぜてそのままレンチンOK
耐熱ボウル

2 これメッチャ便利です
繰り返し使えるオーブンシート

3 型はほぼこれひとつだけ！
17×8×高さ6cmのパウンド型

● 製菓グッズはほぼ「cotta（コッタ）」という通販サイトで購入しています。
● **1** 耐熱ボウルならまぜてそのままチンできるから洗いものが少なく。
 2 オーブンシートは、1回型に合わせてカットしたら洗って繰り返し使えるので、時短だしエコですよ〜。
 3 型に関しては、ほぼこのパウンド型ひとつと耐熱容器があれば十分♡

9

ヤセる理由

3

\ 使うのは /

美容効果が高い材料のみ!

粉類

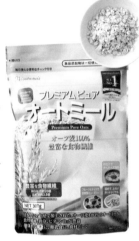

オートミール

- ●オーツ麦の加工品
- ●たんぱく質やビタミンB₁、B₂を多く含み、栄養価が高い
- ●ほどよく糖質があり腹もちがいい（朝ごはんにも◎）
- ●食物繊維が豊富でGI値が低く、血糖値の上昇を抑える
- ●お好み焼きなど食事系でも焼き菓子などおやつ系でも活躍
- ●カルシウム、リン、鉄、亜鉛などのミネラルが豊富

ホエイプロテインパウダー

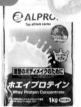

- ●たんぱく質が補給できる補助食品
- ●いろんなフレイバーがあり、シェイクのように楽しめるものも（好きな味のものを使ってもOK）
- ●ホエイプロテインのほかにソイプロテイン、カゼインプロテインなどがある

サイリウム（オオバコ）

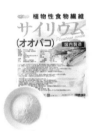

- ●オオバコという植物の種子を粉末状にしたもの
- ●食物繊維がたっぷり入って、便通の改善効果も期待できる（とりすぎ注意！ 逆に便秘になることも）
- ●保水性に優れており、水を吸ってゼリー状になる
- ●もちもちした食感を出したいとき、とろみづけ、生地のつなぎとして使用。バターや油を大量に使ったり発酵したりしない、ヘルシースイーツには必須の食材！

おからパウダー（超微粉）

- ●豆腐のしぼりかすであるおからを粉末状にしたもの
- ●超微粉タイプなら、小麦粉と変わらない食感が出せる
- ●低カロリー、低糖質だから間食に◎
- ●高たんぱくでダイエットに最適
- ●食物繊維が豊富で満腹感が得やすい

ココアパウダー

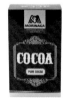

- ●チョコレート風の味つけにマスト
- ●抗酸化作用のあるポリフェノール入り
- ●ミルクココアでなく純ココア（ココアパウダー）を選んで

甘味料

ラカントS

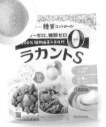

- ●天然由来の甘味料だから安心
- ●実質糖質ゼロなので血糖値に影響が出ない

もしくは

てんさい糖

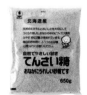

- ●オリゴ糖入りで腸がキレイに
- ●低GIなので太りにくい（白砂糖109に対しててんさい糖は65）

低GIって!? GI値とは、食品をとったときの血糖値の上がりやすさを表す数値。低ければ血糖値の上昇がゆるやかで脂肪になりにくい。白砂糖は高GI食品なので注意！

乳製品・豆腐類

プレーンヨーグルト（無糖）
- バターのかわりに使って腸内環境もととのう
- 脂質をカットしたいかたは脂肪ゼロがおすすめ！

豆腐
- 植物性たんぱく質をおやつで！
- 焼き菓子にアイスに大活躍

ギリシャヨーグルト（無糖）
- 高たんぱく＆水切り不要で便利

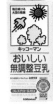

無調整豆乳
- 鉄など女性にうれしい成分が豊富
- 無調整なら糖質オフ

—チョコチップマフィンの場合—

その他、とれる栄養、こんなに違う！

不足しがちな鉄・カルシウムも補える！

カリウム
体内の水分量を調整してくれる→むくみ予防に！

カルシウム
ふだんの食事でとりづらい。月経がある女性は特に不足しがち

食物繊維
腸内環境をととのえて便通アップ。おなかでふくらむから満腹感を感じやすい

鉄

葉酸
血液を造るビタミン。貧血予防に！

ビタミンA
肌の潤いを保つから美肌に必須♡抗酸化作用も

ビタミンB群
糖質＆脂質の代謝を助けるのでダイエットに必須

ビタミンE
老化予防になる。冷え性の人は積極的にとって

彩乃レシピ

市販品

※このグラフは1食の必要量中、どれだけ充たしているかを表しています

11

ヤセる理由

4

\ほぼ/
冷凍保存で作りおきOK

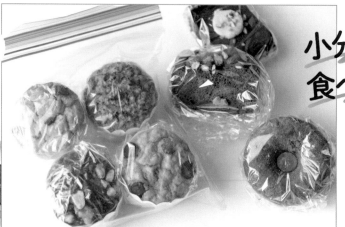

週末にまとめて
作れますよ

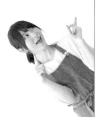

小分けにして
食べられる

できる
ほぼ全部！

焼き菓子・パンケーキ・蒸しパン・おはぎ・ケーキ類・ピザ・どら焼き・タルト・スコーン・オーツボール・グラノーラ・肉まん・お好み焼き・チヂミ・チーズナン・アイス・パン類
●食べる前日に冷蔵室に移して自然解凍するのがオススメ（冬場は室温解凍でもOK）
●すぐに食べたいときはラップで包んだままレンチンしても

できない
ゼリーや
プリン系は×

豆花・プリンやゼリー類・ティラミス・クリーム4種

＊クッキーやスナック類は室温保存

注意が必要
みたらしだんご

丸めたところで冷凍保存。食べる前に解凍→焼いててれをかけて

本書の使い方

＊材料はレシピどおりに正確にはかってください（おいしさに差が出ます）。

＊おからパウダーは粒子の大きさにより吸水量が異なります。レシピ中の水や豆乳の分量は、超微粉タイプを使用した際の分量です。粒子が大きいものだと吸水量が増えて生地がバサつくことがありますので、その場合は水分量を増やすなどの調整をしてください。

＊好みのオイルはオリーブオイル、米油、ココナッツオイルなどがおすすめです。

＊電子レンジ、オーブン、オーブントースターで加熱する時間は、メーカーや機種によっても異なりますので、様子を見てかげんしてください。

＊表示した糖質量、脂質量、熱量はあくまで目安です。文部科学省「日本食品標準成分表2015年版（七訂）」やメーカーの資料などをもとに算出しています。

＊好みで入れていただく材料については、糖質量、脂質量、熱量に含んでいません。

＊プレーンヨーグルト（無糖）は脂肪ゼロのものとして栄養計算しています。

＊ラカントSのかわりにてんさい糖を使っても。

＊ラカントSは炭水化物を含んではいますが糖質が体内でほとんど吸収されず尿中に排出されるため熱量はゼロ、血糖値にも影響を与えないため糖質ゼロとして計算しています。

\作り方に/
\迷ったら……/
プロセス写真は
Instaを
チェックしてね
(@ayn163_diet)

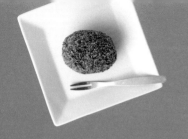
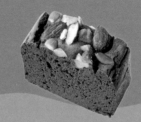
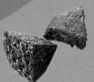
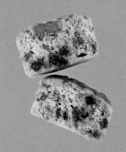

PART 1

人気のおやつ神7

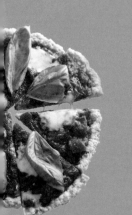

みんなが作った!
食べた! ヤセた!

フォロワーさんたちを日々、熱狂させているレシピの中から、
とくに、つくった報告やいいね♡が多かった7品をセレクト。
簡単に作れて、糖質&脂質オフとは思えない極上のおいしさ!
コレ食べてヤセられるなんてうれしすぎる〜♪

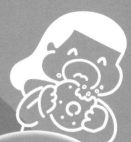
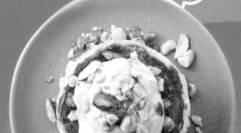

小麦粉やバターのかわりに、おからパウダーと豆腐で作るので、たんぱく質がしっかりとれて低糖質＆低脂質で低カロリー。

おからと豆腐の

罪悪感なく食べられる栄養満点スイーツ

濃厚チョコブラウニー

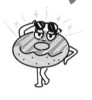

焼くまで
7分

オーブン

材料 （17×8×高さ6cmパウンド型1個分）

豆腐（絹ごし）… 100g（MEMO＊1）
卵… 1個
豆乳（または牛乳）… 80g
A｜おからパウダー… 30g
　｜ココアパウダー… 20g
　｜ラカントS … 50g
　｜ベーキングパウダー… 3g
ラムエッセンス（あれば）…数滴
ミックスナッツ（好みで）
　…適量（ひとつかみくらい）

●準備

オーブンを180度に予熱する。
パウンド型にオーブンシートを敷く。

作り方

1 ボウルに豆腐を入れ、スプーンですりまぜてなめらかにする（MEMO＊2）。

2 卵、豆乳を加えてよくまぜ、Aを加えてダマにならないようによくまぜ合わせる。あればラムエッセンスを加えてまぜる。

3 パウンド型に2を流し入れ（MEMO＊3）、好みでミックスナッツをトッピングし（MEMO＊4）、180度のオーブンで30分焼く。型に入れたままあら熱をとって完成（MEMO＊5）！ 食べやすく切る。一晩冷蔵室で寝かせるとさらにおいしくなります♪

POINT

オーブントースターやフライパンでも焼けます！

トースターで焼く場合はオーブン同様に30分ほど焼く。焦げやすいので様子を見ながらホイルをかぶせて。フライパンで焼く場合は、薄く油を引き、生地を流し入れて好みでナッツを散らし、ふたをして弱火で20分（ふたは水滴が落ちないように、ふきんやキッチンペーパーを巻いておきます）。フライ返しでそっと皿にとり出し、ラップをかけ、電子レンジ（600W）で1分30秒加熱してでき上がり！ 卵焼き器で焼いてもかわいいです。

卵なしでも作れます♪

卵を使わないときは、豆乳を100gに増量。できたてはくずれやすいので、しっかり冷やしてから切り分けてください。ずっしりと濃厚な生チョコ風のケーキになります。

これなら！

1切れ分（⅙量）

いつもの...

市販品1切れ分

	これなら！	いつもの...
糖質	**1.8**g	**21.5**g
脂質	**3.1**g	**14.4**g
	60kcal	**223**kcal

MEMO （＊1）豆腐は水切り不要。 （＊2）ブレンダーやフードプロセッサーを使うとすばやくなめらかにできる。
（＊3）マフィン型で焼いても。 （＊4）ナッツは生地にまぜ込んでもOK。
（＊5）あら熱がとれたあと、ラップをかけて冷蔵室で一晩冷やすと、味がなじんでさらにおいしい！

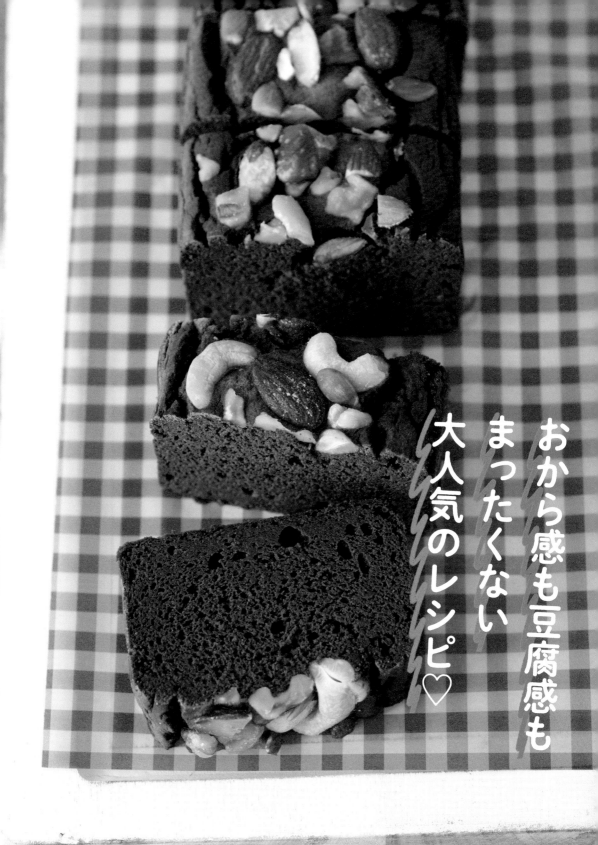

おから感も豆腐感も
まったくない
大人気のレシピ♡

香ばしくってメッチャふわふわ

オートミールの パンケーキ

焼くまで
15分

フライパン

ココナッツオイルは
エネルギーとして使われやすく
体脂肪になりにくい中鎖脂肪酸
を多く含む油。だから、ダイエット中
にもおすすめ！ 香りがよく
オートミールによく合います。

材料 （直径10cm4枚分）

A オートミール…25g
おからパウダー…15g
ラカントS…15〜20g（MEMO＊1）
ベーキングパウダー…5g
塩…ひとつまみ

B 卵…1個
プレーンヨーグルト（無糖）…50g
水…30g（MEMO＊2）
バニラエッセンス…数滴

ココナッツオイル（またはその他のオイル）…適量
フルーツ…適量（MEMO＊3）
ギリシャヨーグルト（プレーン・無糖）…適量
粉砂糖…適量

作り方

1 ボウルに**A**を入れ、よくまぜる。

2 **B**を加えてよくまぜ、10分ほどおく（MEMO＊4）。

3 フライパンを弱火で熱してココナッツオイルを薄く引き、**2**の¼量を入れ、直径10cmくらいにまるく広げる。ふたをして弱火で5分ほどじっくり焼く。

4 端が乾いて下の面に焼き色がついたら、そっと上下を返し（MEMO＊5）、さらに2〜3分焼く。残りも同様に焼く。器に盛ってヨーグルトをかけ、フルーツを小さく切ってのせ、粉砂糖を振る。

POINT

ひっくり返すのが苦手だったら…

フライパンが古かったり、ひっくり返すのが苦手な場合は、クッキングシートを敷いて生地を流し入れ、シートごとひっくり返すと失敗しません。大きく1枚に焼く場合も、クッキングシートを使って焼くと返しやすいです！

オートミールの粒が大きいときは…

フードプロセッサーやミルなどで粉末化すると、ふんわり仕上がります。

ナッツやレーズン、チョコチップを加えても！

生地にくるみなどのナッツ類やレーズン、チョコチップなどを加え、クッキングシートで大きく1枚に焼くと、食感や香りが楽しく、ひと味違ったおいしさが楽しめます。切り分けて、子どもの手づかみおやつにもおすすめ！

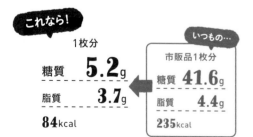

これなら！

1枚分

糖質 **5.2**g
脂質 **3.7**g
84kcal

いつもの…

市販品1枚分
糖質 **41.6**g
脂質 **4.4**g
235kcal

MEMO （＊1）甘さ控えめが好みなら15gに、甘めが好きなら20gに。　（＊2）豆乳、牛乳、アーモンドミルクでもOK。
（＊3）りんご、ぶどう、マンゴー、ブルーベリー、キウイなどお好みで。　（＊4）生地がまとまって扱いやすくなる。
（＊5）やわらかくてくずれやすいので慎重に！

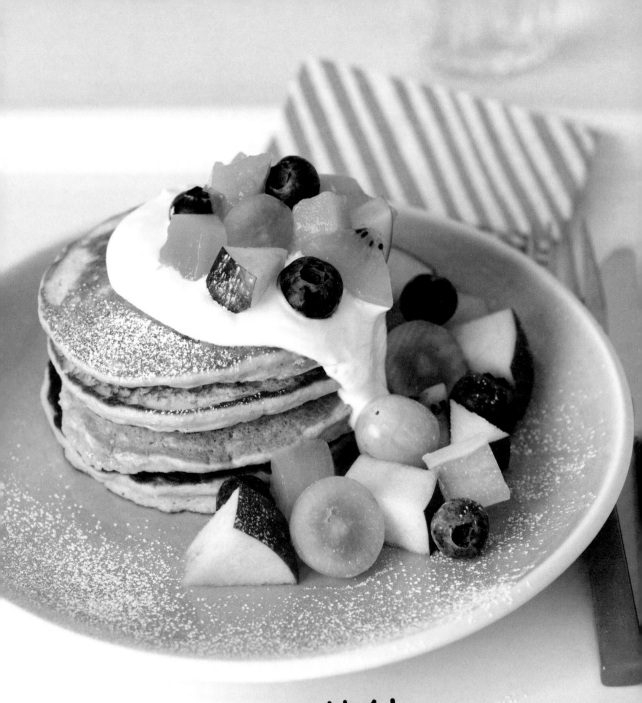

ココナッツオイルで焼くと
風味がUPしてマジうま〜☆

できたてはホワホワ♡ 冷めるとふんわり&もっちり

オートミールの もっちりレンチン蒸しパン

加熱まで
3分

レンチン

（材料）（直径約13cmの大きめの茶わん1個分）

〈プレーン〉

A｜ オートミール… 20g
　｜ おからパウダー… 10g
　｜ ラカントS… 20g
　｜ ベーキングパウダー… 4g
　｜ 塩…ひとつまみ

B｜ 卵… 1個
　｜ プレーンヨーグルト（無糖）… 50g
　｜ 水… 20g

（作り方）

1 耐熱の茶わんにAを入れ、よくまぜる（MEMO＊1）。
　Bを加え、よくまぜ合わせる。

2 ラップをふんわりかけ、電子レンジ（600W）で3分
　加熱する。

3 すぐに茶わんからとり出し、キッチンペーパーにの
　せてあら熱をとる。

POINT

フープロを使うとさらにふんわり
オートミールはそのまま使うとプチプチした食感が残ります。
フードプロセッサーで粉末にすると、よりふんわりとした食
感に！ 好みで選んで。

クセがなくて
プレーンもおいしい！
ずっしりと食べごたえがあるから
たくさん食べなくても大満足。
できたてにバターをのせたり、
メープルシロップをかけたりして
食べるとさらに至福♡

これなら！

プレーン1個分

いつもの…
市販品1個分

	これなら! プレーン1個分	いつもの… 市販品1個分
糖質	**17.0**g	**55.8**g
脂質	**8.0**g	**18.4**g
	222kcal	**414**kcal

MEMO （＊1）ココア味にするときはAにココアパウダー5gを加える。 ごま味にするときはねり黒ごま20gを加えて。サイリウム（オ
オバコ）を2g追加するとさらにモチモチの黒ごま蒸しパンに！

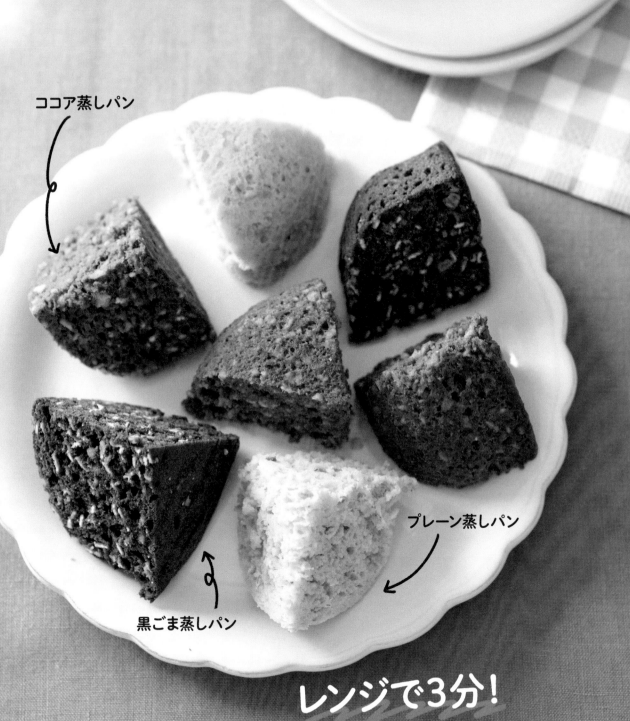

ココア蒸しパン

黒ごま蒸しパン

プレーン蒸しパン

レンジで3分！
食べごたえがあって
腹もちもバツグン

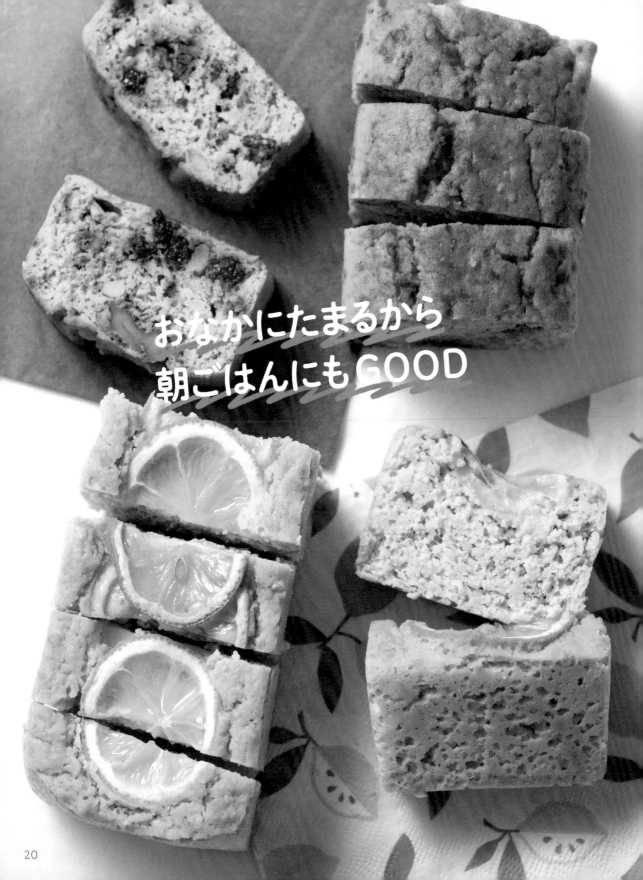

おなかにたまるから
朝ごはんにもGOOD

オートミールの
ノンオイルなのにしっとり＆もっちり大好評
バナナパウンドケーキ

 これなら!
1切れ分（⅕量）

| 糖質 | **7.0**g |
| 脂質 | **2.1**g |

71kcal

 いつもの…
市販品1切れ分

| 糖質 | **27.0**g |
| 脂質 | **12.6**g |

240kcal

材料（17×8×高さ6cmパウンド型1個分）

A
- オートミール…30g
- おからパウダー…25g
- ラカントS…20〜30g
- ベーキングパウダー…7g
- 塩…ひとつまみ

B
- 卵…1個
- 水…90g（MEMO＊1）
- バナナ…1本（MEMO＊2）

ミックスナッツ（好みで）…30g
レーズン（好みで）…20g

● 準備

オーブンを180度に予熱する。
パウンド型にオーブンシートを敷く。

作り方

1 ボウルに**A**を入れ、よくまぜる。**B**を加え、バナナをつぶしながらよくまぜる。好みでナッツやレーズンを加え、まぜ合わせる。

2 パウンド型に**1**を流し入れ、表面を平らにならし、180度のオーブンで30分焼く。

3 型に入れたままあら熱をとり（MEMO＊3）、とり出して食べやすく切る（MEMO＊4）。

焼くまで
7分 オーブン

MEMO

（＊1）豆乳、牛乳、アーモンドミルクでも可。好みでラムエッセンスを加えても美味。
（＊2）バナナは小さめなら1½本に。つぶして使うので、熟していない場合は電子レンジで加熱してやわらかくする。
（＊3）冷蔵室で一晩冷やすと、しっとり味がなじんでおいしい。
（＊4）マフィンカップで小さくたくさん焼いても！

オートミールの
甘ずっぱくてさっぱりさわやか!
レモンパウンドケーキ

 これなら!
1切れ分（⅕量）

| 糖質 | **8.4**g |
| 脂質 | **2.2**g |

81kcal

 いつもの…
市販品1切れ分

| 糖質 | **22.3**g |
| 脂質 | **11.7**g |

208kcal

材料（17×8×高さ6cmパウンド型1個分）

A
- オートミール…30g
- おからパウダー…25g
- ラカントS…40g
- ベーキングパウダー…7g
- 塩…ひとつまみ

B
- 卵…1個
- プレーンヨーグルト（無糖）…80g
- 水…30g
- レモン汁…25g

レモン（あれば飾り用）…½個

C
- レモン汁…10g
- はちみつ…10g（MEMO＊1）

● 準備

オーブンを180度に予熱する。
パウンド型にオーブンシートを敷く。

作り方

1 ボウルに**A**を入れ、よくまぜる。**B**を加え、よくまぜ合わせる。

2 パウンド型に**1**を流し入れ、あればレモンを輪切りにしてのせ、軽く押さえる（MEMO＊2）。180度のオーブンで30分焼く。

3 焼き上がったら型に入れたまま、**C**をまぜ合わせて全体にかけ、あら熱をとり、冷蔵室で一晩冷やす。型からとり出し、食べやすく切る。

焼くまで
7分 オーブン

MEMO

（＊1）はちみつのかわりにてんさい糖などの砂糖でもOK。ラカントを使うとジャリジャリした食感が残る。
（＊2）ケーキがふくらんだときレモンがはがれないようにするため。

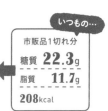

21

オートミールと豆腐の

ごはんは使わず！なのにツブツブ感ありでほっこり

3色おはぎ

完成まで
10分 レンチン

（材料）（3個分）

A ┃ 豆腐（絹ごし）… 100g
┃ オートミール… 30g
┃ ラカントS… 5g
┃ 塩…ひとつまみ
粒あん、きな粉、抹茶、
　すり黒ごま…各適量

（作り方）

1 耐熱ボウルに**A**を入れ、スプーンの背で豆腐をすりつぶしながら全体がしっとりするまでよくまぜる。

2 ラップはかけず、電子レンジ（600W）で2分30秒加熱する。スプーンで全体をこねるようにねりまぜ、ざっくり3等分する。

3 ラップに**2**を$\frac{1}{3}$量のせ、手でまるく薄くのばす（MEMO＊1）。まん中にあんをのせ、ラップごと丸めて包み、形をととのえる（MEMO＊2）。残りも同様に包み、きな粉、ごま、抹茶をそれぞれにまぶす（MEMO＊3）。

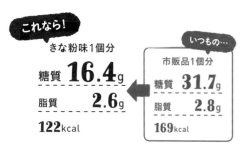

これなら！

きな粉味1個分

糖質 **16.4**g
脂質 **2.6**g
122kcal

いつもの…

市販品1個分

糖質 **31.7**g
脂質 **2.8**g
169kcal

MEMO （＊1）手に水をつけると生地が手にくっつかずのばしやすい。
（＊2）ラップでおにぎりを作るような感じで！
（＊3）あんのかわりにクリームチーズやパンプキンクリーム、マロンクリームを入れてアレンジしてくれたフォロワーさんも♪

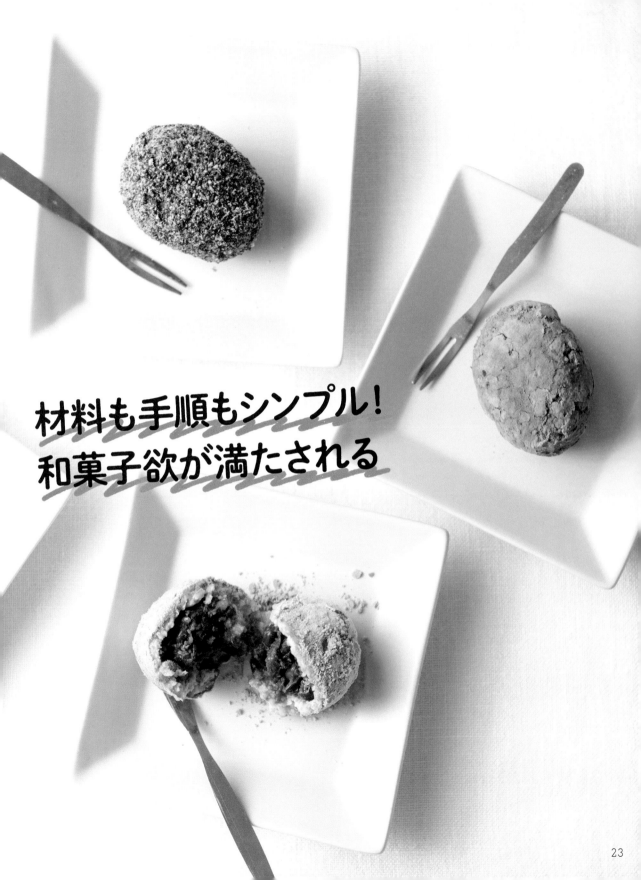

材料も手順もシンプル！
和菓子欲が満たされる

焼きたてはトロトロ♡　冷やすとしっとり

なめらかバスチー

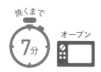

焼くまで
7分　オーブン

（材料）（直径15cm丸型1個分）

クリームチーズ… 100g
ギリシャヨーグルト（プレーン・無糖）
　　… 100g（MEMO＊1）
卵… 2個
豆乳… 150g
ラカントS… 40〜50g（MEMO＊2）
みそ… 15g

●準備
クリームチーズは室温においてやわらかくする。
オーブンを210度に予熱する。
丸型にオーブンシートを敷く（MEMO＊3）。

（作り方）

1 ボウルに材料をすべて入れ、泡立て器でしっかりまぜる（MEMO＊4）。茶こしやアクとりあみで数回こす（MEMO＊5）。

2 型に流し入れ、210度のオーブンで30分焼く。

生クリームを使わず、
おいしさをキープしながら
カロリーと脂質を最低限に！
みそを加えることで、低糖質でも
コクが出るんです♪

これなら！

1切れ分（⅙量）

いつもの…

市販品1切れ分

	これなら！ 1切れ分（⅙量）	いつもの… 市販品1切れ分
糖質	**2.3**g	**16.1**g
脂質	**8.6**g	**29.5**g
	116kcal	362kcal

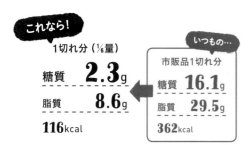

MEMO　（＊1）「パルテノ」（森永乳業）が濃厚でおすすめ！　（＊2）てんさい糖などの砂糖でも。
　　　　　（＊3）くしゃっとした感じでOK！　（＊4）ブレンダーやフードプロセッサーでまぜるとすばやくなめらかに。
　　　　　（＊5）省略してもOKだけど、こしたほうがおいしい！

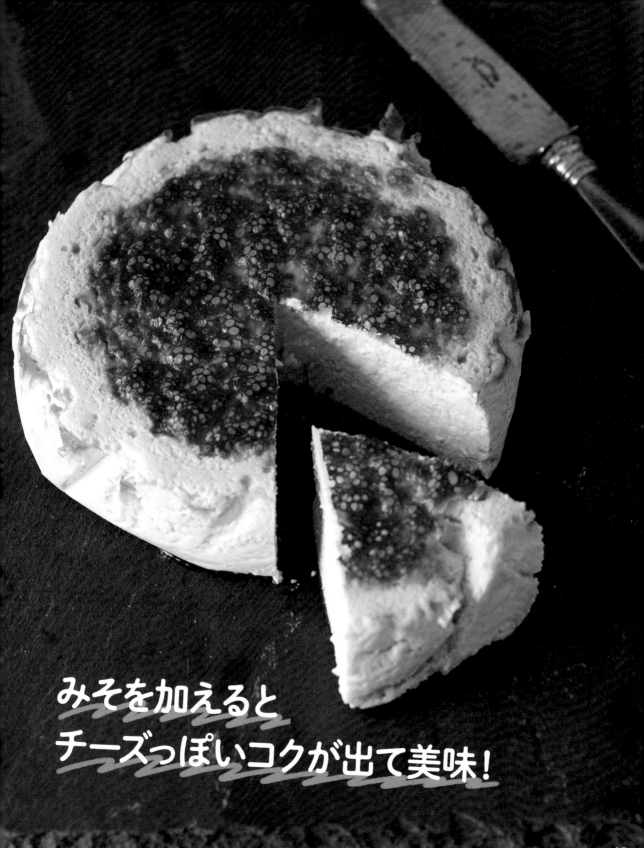

みそを加えると
チーズっぽいコクが出て美味！

ノンオイル＆フライパンで焼けちゃう

オートミールの クリスピーピザ

焼くまで **15分**　レンチン＋フライパン

マルゲリータ

（材料）（直径20〜22cm1枚分）

A オートミール…50g
おからパウダー…10g
ラカントS…10g
塩…ひとつまみ

B 卵…1個
水…20g

〈ソース〉

C カットトマト缶…1缶
固形コンソメ…1個
ラカントS…大さじ1
おろしにんにく…小さじ1
塩…ひとつまみ

〈トッピング〉

モッツァレラ…60g

バジル…6枚

（作り方）

1 耐熱ボウルに**C**を入れ、ラップはかけず、電子レンジ（600W）で6分加熱する。全体をまぜ、さらに6分加熱する。

2 別のボウルに**A**を入れてまぜる。**B**を加えてよくまぜ、ひとまとめにする。

3 クッキングシートに**2**をのせ、まるく薄くのばす（MEMO＊1）。**1**を全体にぬり、モッツァレラを適当な大きさに切ってのせる。

4 フライパン（直径26cm）に**3**をシートごと入れ、ふたをして弱めの中火で15分ほど焼く（MEMO＊2）。食べやすく切り分けて器に盛り、バジルを散らす（MEMO＊3）。

> オートミールはGI値が低いので血糖値を爆上げすることがありません。食物繊維が豊富で腹もちがよいので、超おすすめの食材。

これなら！

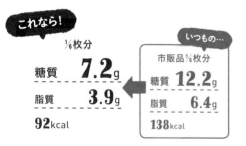

	⅙枚分	いつもの… 市販品⅙枚分
糖質	**7.2**g	**12.2**g
脂質	**3.9**g	**6.4**g
	92kcal	138kcal

MEMO （＊1）手に水またはオイルをつけると、生地がくっつかずのばしやすい。
（＊2）生地の端っこがカリッと焼けていたら完成！
（＊3）クッキングシートごと器に盛ると洗いものがラクチンに♪

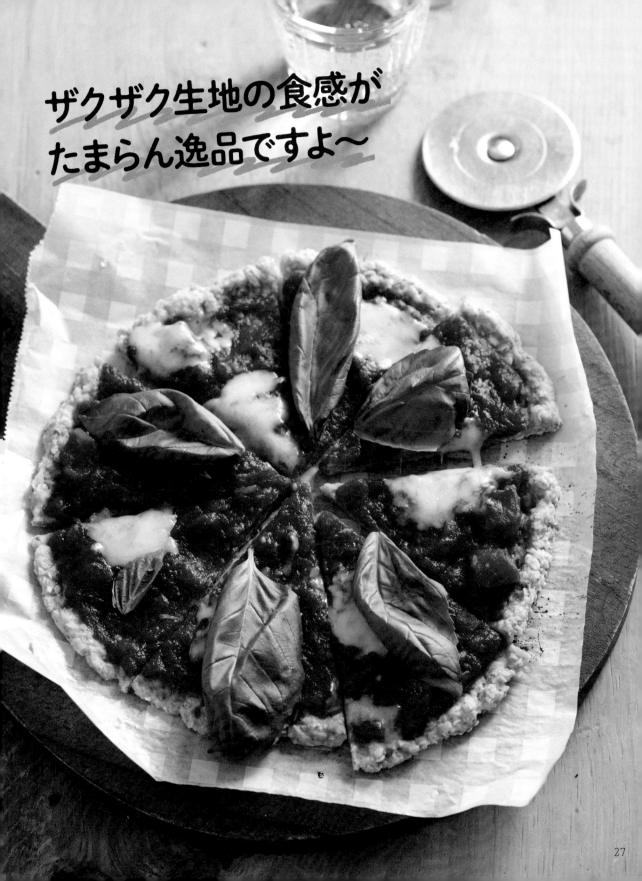

ザクザク生地の食感が
たまらん逸品ですよ〜

オイルもソースも不要！でしっかりおいしい

アンチョビーきのこピザ

(材料)（直径20〜22cm1枚分）

クリスピーピザの生地 (p.26参照) … 全量
アンチョビー … 5〜6切れ
しめじ … 1パック (MEMO＊1)
青ねぎ … 1本
ピザ用チーズ … 60g

(作り方)

ピザの生地にアンチョビーをちぎってのせ、小口切りにした青ねぎ、ほぐしたしめじ、チーズをのせる。p.26と同様に焼く。

⅙枚分
糖質 **6.4**g
脂質 **4.5**g
98kcal

オートミールの
クリスピーピザ
トッピングアレンジ

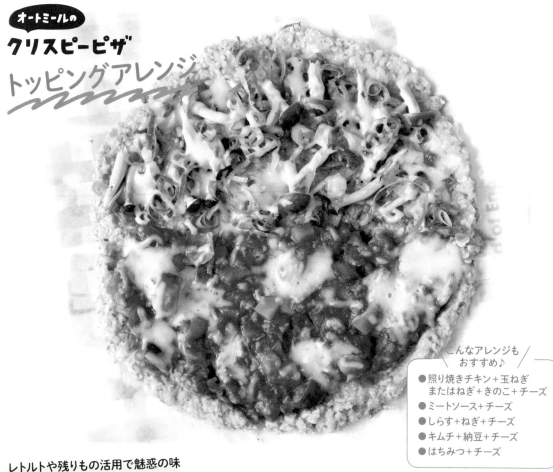

＼こんなアレンジも／
おすすめ♪

● 照り焼きチキン＋玉ねぎ
　またはねぎ＋きのこ＋チーズ
● ミートソース＋チーズ
● しらす＋ねぎ＋チーズ
● キムチ＋納豆＋チーズ
● はちみつ＋チーズ

レトルトや残りもの活用で魅惑の味

キーマカレーピザ

(材料)（直径20〜22cm1枚分）

クリスピーピザの生地 (p.26参照) … 全量
キーマカレー … 1食分 (MEMO＊2)
ピザ用チーズ … 60g

(作り方)

ピザの生地にキーマカレー、チーズをのせ、p.26と同様に焼く。

MEMO
(＊1) しめじのかわりに、まいたけでも！
(＊2) 市販のレトルトや、家で作ったときの残りなどを利用。

⅙枚分
糖質 **8.6**g
脂質 **8.1**g
137kcal

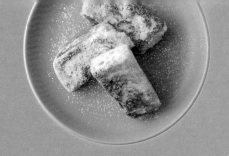
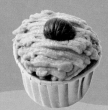
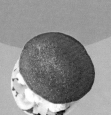

PART 2

毎日食べてもOK♡な 定番おやつ

おからパウダー
オートミール
プロテインで作る

おから、オートミール、プロテインがメイン材料だから、いつものおやつが低糖質＆低脂質に生まれ変わって、きれいなカラダをつくるたんぱく質までたっぷり補給できちゃう！ガマンしてたドーナツもタルトも、和菓子だって、このレシピなら安心しておいしく食べられます♡

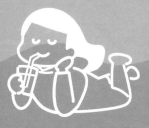
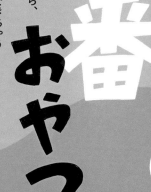
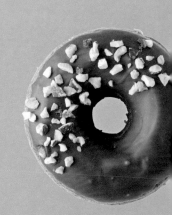
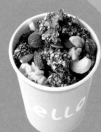

おからで作る！
やさしい味のふわふわおやつ

小麦粉のかわりに
おからパウダーを使って糖質オフ！
油で揚げずにオーブンで焼くから
超低カロリー♪

かわいくデコれば、子どもたちからも大好評

おからで 禁断のチョコドーナツ

焼くまで
7分

オーブン

（材料）（直径7.5cm×6個のドーナツ型）

A おからパウダー… 50g
　　 ラカントS … 40g
　　 ベーキングパウダー… 8g
　　 ココアパウダーまたは抹茶（好みで）
　　　 … 8g
B 卵… 2個
　　 プレーンヨーグルト（無糖）… 80g
　　 水… 30g
　　 バニラエッセンス…数滴
チョコレート（オリゴ糖使用）…適量
アーモンドダイスなどのナッツ（好みで）…適量

●準備
オーブンを180度に予熱する。

（作り方）

1 ボウルに**A**を入れ、よくまぜる。**B**を加え、まぜ合わせる。

2 シリコンのドーナツ型に**1**を流し入れ、180度のオーブンで20分焼く。しっかり冷ましてから、好みでとかしたチョコやナッツなどでデコレーションする。

POINT

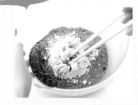

ムラができないように、まず、粉類をボウルに入れて箸でよくまぜ合わせてから、卵やヨーグルトなどを加えます。

100均のシリコン型で！

某100円ショップで、200円で買った型を使用。シリコン製なのでとり出すのもラクチンです♪　生地を型に入れるときはスプーンを使うか、しぼり出し袋に入れてしぼり出すときれいにできます。

これなら！

1個分

糖質 **12.4**g
脂質 **8.4**g
134kcal

いつもの…

市販品1個分
糖質 **30.7**g
脂質 **9.9**g
234kcal

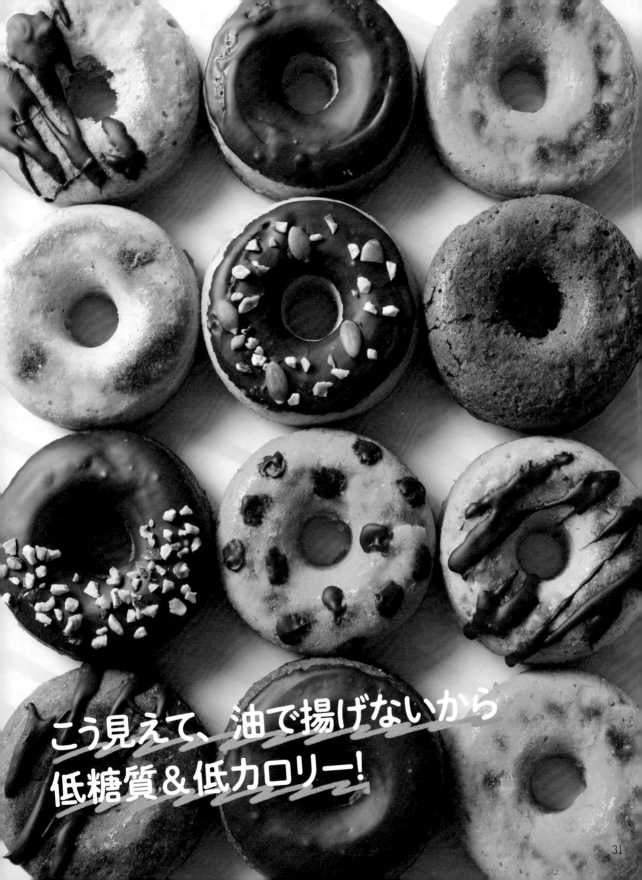

こう見えて、油で揚げないから
低糖質＆低カロリー！

甘～い和菓子が低糖質なんて信じられナイ

おからの フルーツどら焼き

完成まで 40分 フライパン

(材料)(2個分)

A | おからパウダー… 15g
　 | ラカントS … 7g
　 | ベーキングパウダー… 3g
　 | サイリウム(オオバコ)… 1g
B | 卵… 1個
　 | 水… 40g
　 | はちみつ… 5g
好みのオイル… 適量
フルーツ… 適量(MEMO＊1)
粒あん、生クリーム… 各適量
粉砂糖(あれば)… 適量

(作り方)

1 ボウルに**A**を入れ、よくまぜる。**B**を加えてダマに
　ならないようによくまぜ、10分ほどおく。

2 フライパンを熱してオイルを薄く引き、**1**を¼量
　ずつ入れ、スプーンの背で直径6～7cmの円形に広
　げる。ふたをして、弱火で10分ほど焼く。

3 生地の端が乾いてきていたら上下を返し(MEMO＊2)、
　1～2分焼いてとり出す。

4 あら熱がとれたら2枚1組にし、粒あん、小さく切
　ったフルーツ、泡立てた生クリームをのせてはさむ。
　あれば粉砂糖を振る。

皮もそこそこ甘めに作ってます。
甘さ控えめにしたいときは
ラカントSを5gに。
逆にもう少し甘くしたいときは、
ラカントSを10gに増量して!

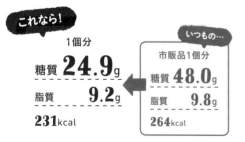

これなら!

1個分
糖質 **24.9**g
脂質 **9.2**g
231kcal

いつもの…
市販品1個分
糖質 **48.0**g
脂質 **9.8**g
264kcal

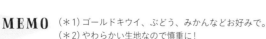

MEMO (＊1)ゴールドキウイ、ぶどう、みかんなどお好みで。
　　　　 (＊2)やわらかい生地なので慎重に!

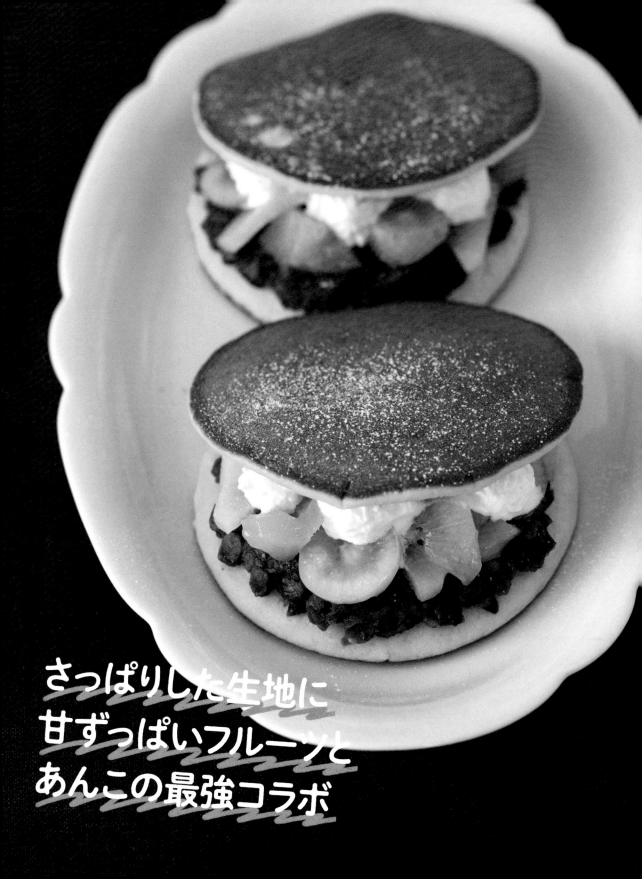

さっぱりした生地に
甘ずっぱいフルーツと
あんこの最強コラボ

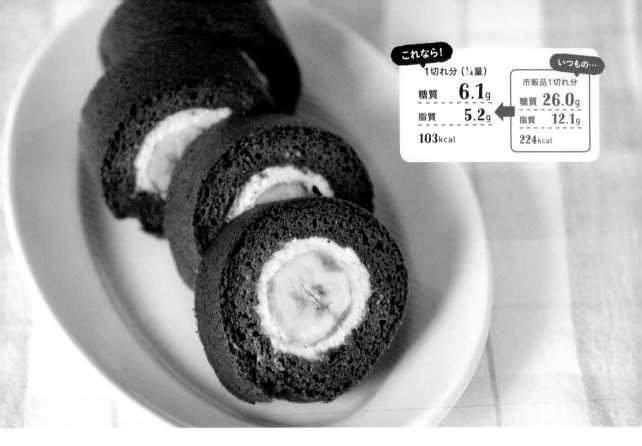

これなら! 1切れ分 (¼量)		いつもの... 市販品1切れ分	
糖質	**6.1**g	糖質	**26.0**g
脂質	**5.2**g	脂質	**12.1**g
103kcal		**224**kcal	

おからの ほろ苦い生地と豆腐クリームが絶妙マッチ

ココアシフォンバナナロールケーキ

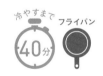

冷やすまで **40分** フライパン

(材料)（直径22cm1枚分）

A | おからパウダー…20g
  | ココアパウダー…10g
  | ラカントS…30g
  | ベーキングパウダー…5g
  | サイリウム(オオバコ)…1g(MEMO＊1)
B | 卵…2個
  | 水…70g
好みのオイル…適量
豆腐のバタークリーム (p.56参照)…適量
バナナ…1本

MEMO
(＊1) サイリウムがなければ、ココナッツオイルなどのオイルを3g使用。
(＊2) 巻き終わりをカーブに沿うようにカットしておくと、きれいに仕上がる。

(作り方)

1 ボウルに**A**を入れてよくまぜ、**B**を加えてよくまぜ合わせる。

2 フライパンにオイルを薄く引き、**1**を流し入れ、ふたをして弱火で10〜15分焼く。

3 表面が乾いてきたら火を止め、フライ返しでそっと皿にとり出し、乾燥しないようにラップをぴったりかぶせて冷ます。

4 **3**の上下左右を2cmくらい切り落とし、巻き終わりになるほう（上側）の両角を斜めにカットする(MEMO＊2)。

5 ラップに**4**をのせ、クリームを巻き終わり3cmを残してぬり、手前にバナナをのせて、ラップを引っぱりながら巻く。ラップでぴったり包み、冷蔵室で20〜30分休ませ、食べやすく切る。

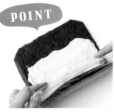

POINT

手前のラップを持ち上げながら、バナナを軽く押さえつつ、巻いていきます。

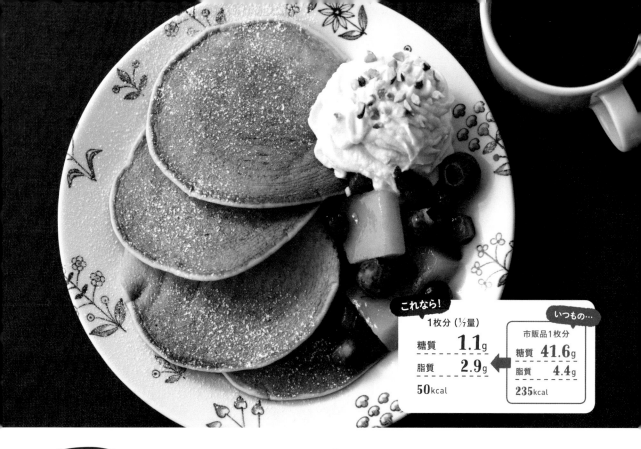

これなら!			いつもの…		
1枚分 (1/7量)			市販品1枚分		
糖質	**1.1**g		糖質	**41.6**g	
脂質	**2.9**g	←	脂質	**4.4**g	
50kcal			235kcal		

おからの

軽くてふわんふわん♡　メンズも大好き

ハワイアンパンケーキ

焼くまで **4分**　フライパン

（材料）（直径5〜6cm 6〜7枚分）

A　おからパウダー… 25g
　　ラカントS… 15g
　　ベーキングパウダー… 6g
　　サイリウム（オオバコ）… 1g
　　（なくてもOK）
B　卵… 2個
　　プレーンヨーグルト（無糖）… 60g
　　水… 20g
ココナッツオイル… 適量（MEMO＊1）
豆腐のバタークリーム（p.56参照）
　　…適量
フルーツ… 適量（MEMO＊2）
アーモンドダイス… 適量
粉砂糖（あれば）… 適量

（作り方）

1　ボウルにAを入れてまぜ、Bを加えてよくまぜ合わせる。

2　フライパンにココナッツオイルを薄く引き、1を1/6量ほど入れて直径5〜6cmにまるく広げる。ふたをして、弱火で4〜5分焼く。上下を返し、さらに2〜3分焼く。

3　器に盛り、クリーム、食べやすく切ったフルーツを添え、クリームにアーモンドダイスを散らす。あれば粉砂糖を振る。

MEMO（＊1）焼くときに使うオイルは好みのものでOKだけど、ココナッツオイルがヘルシーでおすすめ。フッ素樹脂加工のフライパンならオイルを引かなくてもよい。
（＊2）ブルーベリー、マンゴー、冷凍ミックスベリーなどお好みで。

小麦粉不使用、クリームも手作りの豆腐クリームだから、低糖質＆低脂肪で安心して食べられます。うちのダンナさん、おからってことに言うまで気づかず「これ軽いしうまい！」って食べとった！

35

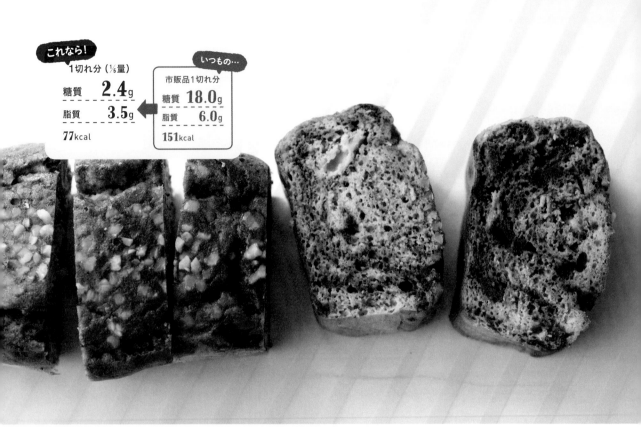

おからの プレーンとココアの味が深みを出す

マーブルパウンドケーキ

焼くまで **10**分

 オーブン

(材料)（17×8×高さ6cmパウンド型1個分）

A おからパウダー…40g（MEMO＊1）
　 ラカントS…50g（MEMO＊2）
　 塩…ひとつまみ
　 ベーキングパウダー…7g

B 卵…2個
　 プレーンヨーグルト（無糖）…90g
　 水…20g
　 ラムエッセンス…数滴

ココアパウダー…5g

アーモンドダイス（好みで）…15g（MEMO＊3）

●準備
オーブンを180度に予熱する。
パウンド型にオーブンシートを敷く。

(作り方)

1 ボウルにAを入れ、よくまぜる。Bを加え、よくまぜ合わせる。

2 1の半量を別のボウルにとり分け、ココアパウダーを加えてまぜる。残りの1に戻し入れ、マーブル模様になるようにざっくりまぜる。

3 パウンド型に2を流し入れ、アーモンドダイスを散らし、180度のオーブンで40〜45分焼く。途中で様子を見て焦げそうだったらアルミホイルをかぶせる。型に入れたままあら熱をとる（MEMO＊4）。とり出して、食べやすく切る。

MEMO

（＊1）さらに風味をよくしたいときは、おからパウダーを30gにして、アーモンドプードル25gを追加。　（＊2）ラカントが苦手な場合は、半量をてんさい糖にかえても。　（＊3）アーモンドダイスはトッピングでもかわいいし、生地の中にまぜ込んでもアクセントになっておいしい！　（＊4）あら熱をとってから冷蔵室で一晩冷やすと、しっとりして味がなじみ、さらにおいしくなる。

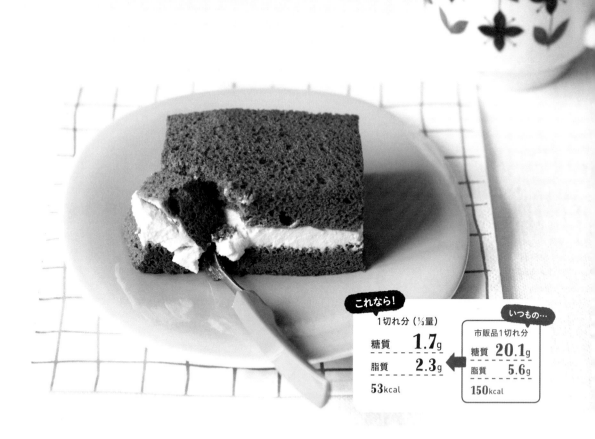

1切れ分 (⅓量)		いつもの…
糖質	**1.7**g	市販品1切れ分
脂質	**2.3**g	糖質 **20.1**g
53kcal		脂質 **5.6**g
		150kcal

おからの レンチンなのに衝撃のフワフワ感

コーヒーシフォン

完成まで
15分　レンチン

〈材料〉（8×15×高さ5cm耐熱容器1個分）

〈シフォン〉

A ┃ おからパウダー… 10g
　 ┃ ラカントS… 20g
　 ┃ ベーキングパウダー… 3g
　 ┃ インスタントコーヒー… 2g

B ┃ 卵… 1個
　 ┃ 水… 40g

豆乳クリームチーズ（p.56参照）
　　… 適量

〈作り方〉

1 耐熱容器に**A**を入れてよくまぜ、**B**を加えてよくまぜ合わせる（MEMO＊1）。

2 ラップをふんわりかけるか容器のふたをずらしてのせ、電子レンジ（600W）で2分30秒加熱する。

3 容器の上下を返してキッチンペーパーの上にとり出し（MEMO＊2）、あら熱をとる。厚みを半分に切ってクリームをはさみ、食べやすく切る。

アレンジいろいろ♪

Aのインスタントコーヒーをはずして、次のようにアレンジできます！

●レモンシフォン
→**B**にレモン汁10gを追加し、水を30gに減らす。

●抹茶シフォン
→**A**に抹茶3gを追加。

●紅茶シフォン
→ティーバッグを2個用意し、1個分の茶葉を**A**に追加。もう1個のティーバッグは少量の熱湯につけ、水と合わせて40gにし、**B**の水のかわりに加える。

MEMO　（＊1）オイル2gまたはサイリウム（オオバコ）をひとつまみ加えるとしっとり仕上がる。
　　　　　（＊2）とり出す前に容器ごと横に何度か揺すると、生地が容器からはずれてきれいにとり出すことができる。

これなら!

マロンクリーム1個分

糖質	**8.8**g
脂質	**7.2**g

125kcal

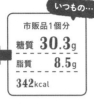

いつもの…

市販品1個分

糖質	**30.3**g
脂質	**8.5**g

342kcal

市販品と変わらぬ濃厚クリームにハマる

ココアシフォンの
レンチン モンブラン

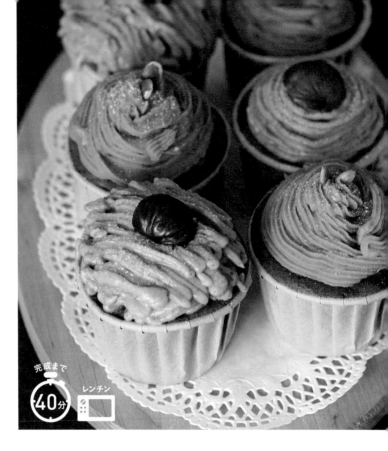

完成まで **40分** レンチン

（材料）（直径5cmマフィンカップ6個分）

A おからパウダー… 20g
　　ラカントS… 40g
　　ベーキングパウダー… 6g
　　ココアパウダー… 10g

B 卵… 2個
　　水… 80g

〈マロンクリーム〉（作りやすい分量）

むき甘栗… 150g
豆乳… 130g（MEMO＊1）
ラカントS… 40g
塩… ひとつまみ
ラムエッセンス（あれば）… 数滴

〈パンプキンクリーム〉（作りやすい分量）

かぼちゃ… 1/4個
豆乳… 20g（MEMO＊1）
ラカントS… 20〜30g
シナモンパウダー… 適量
ラムエッセンス（あれば）… 数滴

〈ホイップクリーム〉（作りやすい分量）

生クリーム… 50g
ラカントS… 10g

〈トッピング〉

むき甘栗… 3個
かぼちゃの種（ロースト）… 適量
粉砂糖（あれば）… 適量

（作り方）

1 ボウルに**A**を入れてよくまぜ、**B**を加えてよくまぜ合わせる（MEMO＊2）。

2 マフィンカップに**1**を等分して流し入れる。3個を耐熱皿に並べ、大きめの耐熱容器か耐熱ボウルをかぶせ、電子レンジ（600W）で2分30秒加熱する。残りの3個も同様に加熱し（MEMO＊3）、冷ます。

3 マロンクリームを作る。耐熱ボウルに甘栗、水大さじ1を入れ、ラップをふんわりかけて電子レンジで2分30秒加熱する。残りの材料を加え、ブレンダーやフードプロセッサーでなめらかにする。

4 パンプキンクリームを作る。かぼちゃは種とわたをとり、全体を軽くぬらしてラップで包み、電子レンジで6〜7分加熱する。ラップをはずし、スプーンでかぼちゃの実をすくい、重さをはかりながらボウルに入れる（MEMO＊4）。残りの材料を加え、ブレンダーやフードプロセッサーでなめらかにする。

5 ホイップクリームを作る。ボウルに生クリーム、ラカントSを入れ、ツノが立つまで泡立てる。

6 **3**、**4**、**5**をそれぞれしぼり出し袋に入れる。**2**に**5**のホイップクリームをしぼり出し、クリームにかぶせるように、3個には**3**を、残りの3個には**4**をしぼり、甘栗かかぼちゃの種をのせる。あれば粉砂糖を振る。

MEMO （＊1）牛乳またはアーモンドミルクでも可。 （＊2）オイル2gまたはサイリウム（オオバコ）をひとつまみ加えるとしっとり仕上がる。 （＊3）全部いっぺんに加熱すると加熱ムラができやすいので、3個ずつ加熱する。 （＊4）加熱後正味200gくらい。

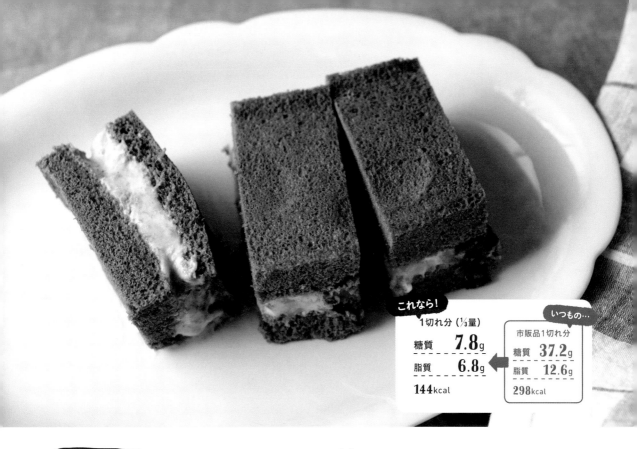

これなら!		いつもの…	
1切れ分（⅓量）		**市販品1切れ分**	
糖質	**7.8**g	糖質	**37.2**g
脂質	**6.8**g	脂質	**12.6**g
144kcal		**298**kcal	

フルーツたっぷり手作りアイスでヘルシー

ココアシフォンの ヨーグルトアイスサンド

冷やすまで **15分**　レンチン＋冷やす

(材料)（17×13×高さ6cm耐熱容器1個分）

A ┃ おからパウダー… 10g
┃ ラカントS… 20g
┃ ベーキングパウダー… 3g
┃ ココアパウダー… 5g

B ┃ 卵… 1個
┃ 水… 40g

〈ヨーグルトアイス〉

ギリシャヨーグルト（プレーン・無糖）
　… 100g

ラカントS … 10g（MEMO＊1）

好みの冷凍フルーツ
　… 30〜50g（MEMO＊2）

バナナ… 1本

(作り方)

1 耐熱容器に**A**を入れてよくまぜ、**B**を加えてよくまぜ合わせる（MEMO＊3）。

2 ラップをふんわりかけるか容器のふたをずらしてのせ、電子レンジ（600W）で2分30秒加熱する。

3 容器の上下を返してキッチンペーパーの上にとり出す。冷めたら厚みを半分に切る。

4 ボウルにアイスの材料をすべて入れ、冷凍フルーツとバナナをつぶしながらまぜ合わせる。

5 生地を加熱した耐熱容器にラップを敷き、**3**の1枚を入れ、**4**を流し入れる。もう1枚をのせ、乾燥しないようにラップをかけて冷凍室で3〜4時間冷やす。アイスが固まったら切り分ける。

MEMO　（＊1）なくてもOK。　（＊2）冷凍のミックスベリー、ブルーベリー、いちご、マンゴーなど。お好みで。
（＊3）オイル2gまたはサイリウム（オオバコ）をひとつまみ加えるとしっとり仕上がる。

オートミールで作る!
香ばしくて満足度◎なおやつ

パン部分から作って糖質&カロリーオフ。とはいえ超カンタンなので大丈夫! オートミールで糖質も適度にとりつつ、卵や豆乳でたんぱく質も補えるので、朝ごはんや休日のブランチにもおすすめです。

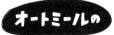 まぜてチンして、フライパンでこんがり♪

ふわとろフレンチトースト

完成まで **15分** | レンチン+フライパン

材料 (1人分)

A | オートミール… 20g
　　| おからパウダー… 8g
　　| ベーキングパウダー… 3g

B | 卵白… 1個分
　　| プレーンヨーグルト (無糖)… 80g

C | 卵黄… 1個分
　　| 豆乳… 50g (MEMO＊1)
　　| ラカントS… 20g
　　| 塩… ひとつまみ
　　| バニラエッセンス… 数滴

ココナッツオイル… 適量

粉砂糖 (あれば)… 適量

作り方

1 耐熱容器に**A**を入れてよくまぜ、**B**を加えてダマにならないようにしっかりまぜ合わせる。

2 **1**にふたを少しずらしてのせるか、ラップをふんわりかけ、電子レンジ (600W) で2分30秒加熱する。

3 **C**をまぜ合わせる。

4 **2**を容器からとり出し、適当な大きさに切り分けて容器に戻す。すぐに**3**を回しかける (MEMO＊2)。

5 フライパンにココナッツオイルを中火で熱し、**4**を並べ (MEMO＊3)、ふたはせず、1分30秒ほど焼く。焼き色がついたらそっと返し、反対側も同様に焼く (MEMO＊4)。器に盛り、あれば粉砂糖を振る。

POINT

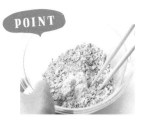

オートミールは粉状にする必要はなく、そのままでOK。はじめに、おからパウダー、ベーキングパウダーと合わせて箸でよくまぜます。

これなら!

1人分
糖質 **19.9**g
脂質 **8.7**g
249kcal

いつもの…

市販品1人分
糖質 **64.1**g
脂質 **21.0**g
524kcal

MEMO (＊1) 牛乳またはアーモンドミルクでも可。 (＊2) アツアツの状態で卵液をかけるのがポイント! 卵液がぐんぐんしみ込む。やけどには注意。指で軽く押してみて、ジュワッと卵液が出てくるくらいになればOK。
(＊3) 卵液がしみ込んだパンはくずれやすいので、手で持ってフライパンへ!
(＊4) 普通のフレンチトーストと違い、弱火でじっくり焼くのではなく、さっと焼き色をつけるイメージで!

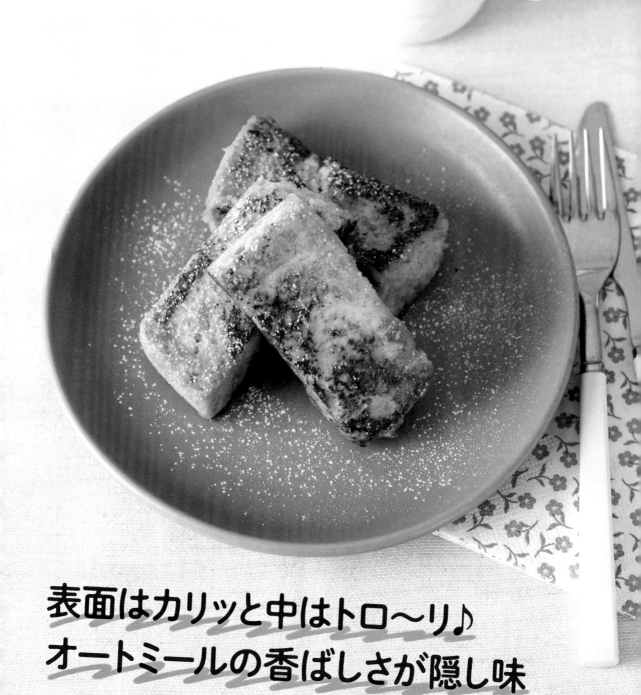

表面はカリッと中はトロ〜リ♪
オートミールの香ばしさが隠し味

オートミールとおからの マフィン

ココアにチョコに、バリエーションは無限大♡

 焼くまで 5分 オーブン

材料 （直径5cmマフィンカップ3個分）

A オートミール… 30g
おからパウダー… 20g
ラカントS… 20〜30g
塩…ひとつまみ
ベーキングパウダー… 4g

B 卵… 1個
プレーンヨーグルト（無糖）… 100g
水… 20g
バニラエッセンス…数滴

チョコチップ、レーズン、ミックスナッツ、
いり黒ごま（好みで）…各適量

●準備
オーブンを180度に予熱する。

作り方

1 ボウルに**A**を入れてまぜる（MEMO＊1）。**B**を
加えてよくまぜ合わせる。好みでチョコチップ、
レーズン、ナッツ、ごまを加えてまぜる。

2 マフィンカップに**1**を等分して流し入れ、180
度のオーブンで30分焼く（MEMO＊2）。

> 小麦粉不使用で、
> バターやオイルも使ってないので、
> 低糖質＆低脂質！
> 生地もトッピングも
> いろいろアレンジできるので、
> ぜひ作ってみてくださいね〜。

これなら！

1個分

いつもの…
市販品1個分

糖質 **9.2**g
脂質 **3.6**g
112kcal

糖質 **40.2**g
脂質 **17.5**g
334kcal

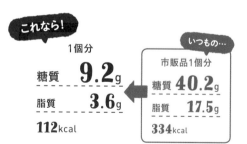

MEMO （＊1）ココアパウダーまたは抹茶4gを加えても。
（＊2）小さめのカップで作る場合は、焼き時間を25分に。オーブントースターでも焼けるが焦げやすいので、様子を見ながら、
焼き色がついたらアルミホイルをかぶせて焼く。

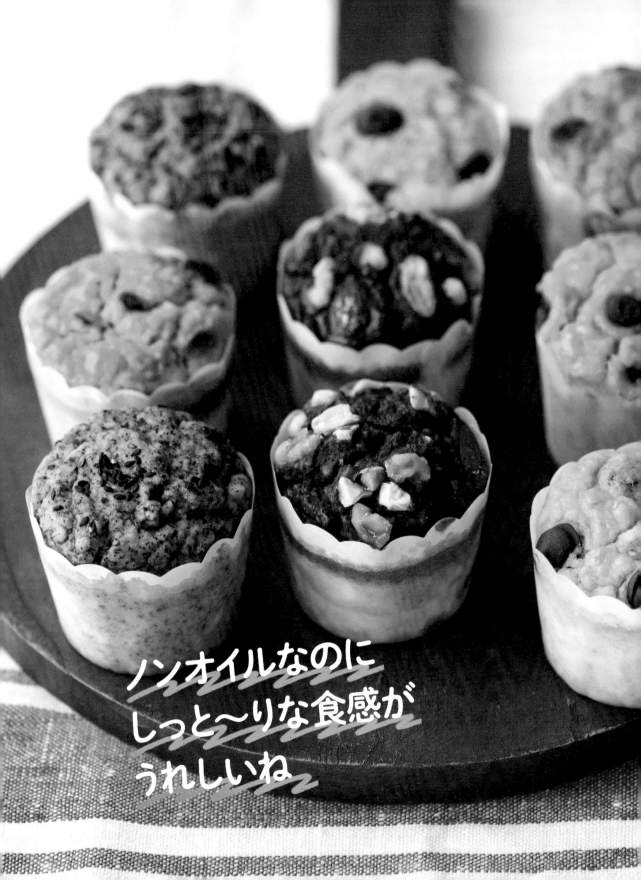

ノンオイルなのに
しっと〜りな食感が
うれしいね

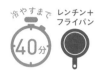

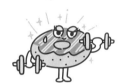

タルト生地は
オートミールとおからで
ノンオイル、フィリングは
豆腐ベースのショコラテリーヌ♪
本格的なタルトケーキなのに
超低脂肪＆低カロリー！

オートミールの
卵焼き器で作れちゃう！

ベイクド
豆腐ショコラタルト

冷やすまで **40分**　レンチン＋フライパン

(材料)（20×15cm卵焼き器1個分）

〈タルト生地〉

オートミール…40g

おからパウダー…10g

ラカントS…20g

塩…ひとつまみ

卵…1個

〈フィリング〉

豆腐（絹ごし）…300g

卵…1個

ラカントS…40g

ココアパウダー…20g

はちみつ…10g

ラムエッセンス…数滴

〈トッピング〉

バナナ、ミックスナッツ（好みで）…各適量

(作り方)

1 フィリングを作る。耐熱ボウルにキッチンペーパーを敷き、豆腐をくずして入れ、ラップはかけずに電子レンジ（600W）で5分加熱する。キッチンペーパーごとざるに入れ、重さが半分くらいになるまでしっかり水切りする（MEMO＊1）。

2 残りの材料を加え、なめらかになるまでよくまぜ合わせる（MEMO＊2）。

3 タルト生地を作る。ボウルにすべての材料を入れ、スプーンの背でこねるようにまぜ、ひとまとめにする。まとまらないようなら水を少しずつ加える。

4 卵焼き器に**3**を入れて薄くのばし、側面は1〜2cm高さまで立ち上げる（MEMO＊3）。**2**を流し入れ、ふたをして20〜30分蒸し焼きにする（MEMO＊4）。

5 そのまま冷まし、フライ返しでそっととり出し、冷蔵室で冷やす。好みでバナナの輪切りや、ナッツを刻んでトッピングし、食べやすく切る。

これなら！

1切れ分（⅙量）

糖質	**6.3**g	
脂質	**3.7**g	
82kcal		

いつものも…

市販品1切れ分

糖質	**17.4**g
脂質	**17.9**g
250kcal	

POINT

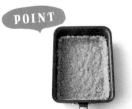

卵焼き器に、タルト生地を敷き詰めます。フィリングを流し入れられるように、側面までのばしてケース状に。

MEMO（＊1）重しをのせるか、ギュッとしぼるとすばやくできる。　（＊2）フードプロセッサーやブレンダーの使用がおすすめ！（＊3）手にオイルや水をつけると、生地が手にくっつかず作業しやすい。　（＊4）表面が固まって乾いたら焼き上がり。

ザクザク生地と
濃厚なショコラ風味で
リッチなおいしさ♡

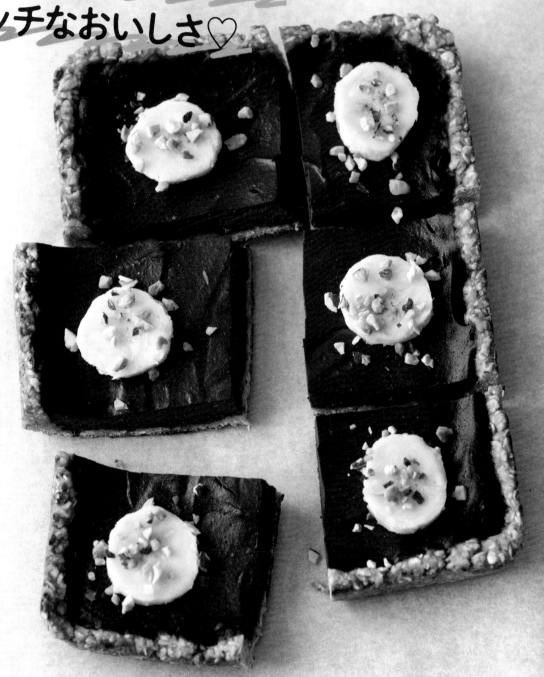

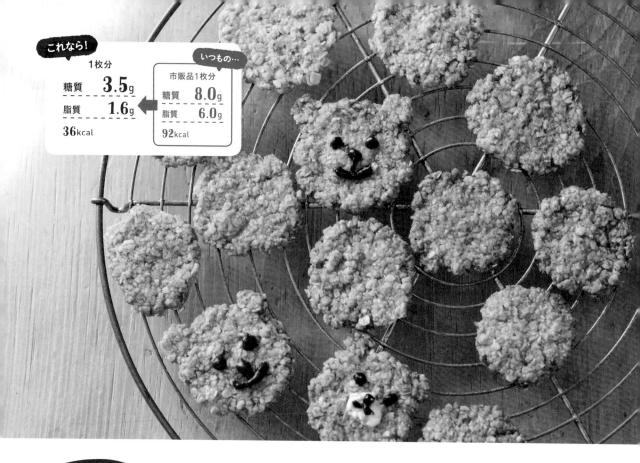

これなら!			いつもの...	
	1枚分		市販品1枚分	
糖質	**3.5**g		糖質	**8.0**g
脂質	**1.6**g	←	脂質	**6.0**g
36kcal			92kcal	

メッチャかみごたえありでおなかが満たされる

オートミールの ザクザククッキー

焼くまで
20分 オーブン

（材料）（直径5cm14枚分）

A | オートミール…70g
ラカントS…30〜40g
塩…ひとつまみ

ココナッツオイル…10g(MEMO＊1)
卵…1個

●準備

ココナッツオイルは固まっていたら電子レンジ（600W）で20〜30秒加熱して液状にする。オーブンを160度に予熱する。

（作り方）

1 ボウルに**A**を入れてまぜ、ココナッツオイル、卵を加え、全体がしっとりするまでまぜ合わせ、そのまま10分ほどおく。

2 オーブンシートに**1**を¼量ずつのせ、スプーンの背で薄くまるくのばし(MEMO＊2)、160度のオーブンで25分焼く。あら熱がとれるまで庫内におき、あら熱がとれたらとり出してしっかり冷ます(MEMO＊3)。

MEMO （＊1）ほかのオイルでもOK。 （＊2）なるべく薄くしたほうがサクサクになる。
（＊3）焼きたてはやわらかく、さわるとくずれてしまうので、しっかり冷めるまでさわっちゃダメ。
冷めてからチョコペンなどで顔を描いても!

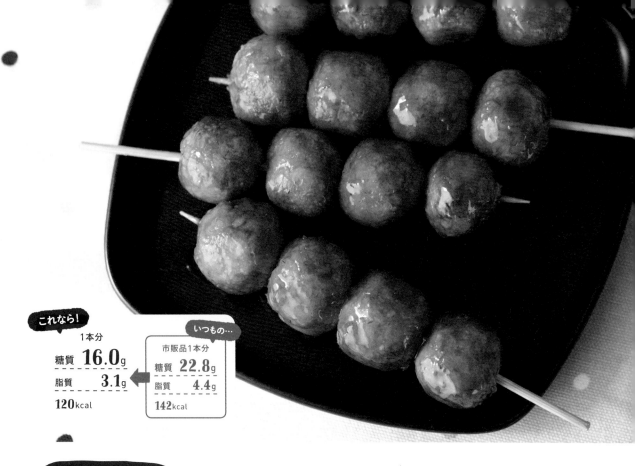

これなら!

1本分

糖質 **16.0**g

脂質 **3.1**g

120kcal

いつもの…

市販品1本分

糖質 **22.8**g

脂質 **4.4**g

142kcal

オートミールと豆腐の 超もっちもち♪ 時間がたってもかたくならない

低GIみたらしだんご

焼くまで

20分

レンチン+
フライパン

材料(5本分)

豆腐(絹ごし)…300g

A │ オートミール…90g
  │ ラカントS…10g
  │ 塩…ひとつまみ

好みのオイル…適量

B │ だししょうゆ…大さじ2
  │ ラカントS…大さじ1
  │ みりん…大さじ1
  │ かたくり粉…小さじ1

作り方

1 耐熱ボウルに豆腐を入れ、スプーンですり
つぶしてなめらかにする。**A**を加えてまぜ、
ラップはせず、電子レンジ(600W)で3分
加熱する。そのままあら熱がとれるまでおく。

2 一口サイズに丸め、くしに刺す。

3 フライパンに好みのオイルを薄く引き、**2**
を並べ入れ、弱めの中火で、ときどき返し
ながら焼き目がつくまで焼く。

4 **B**を加え、とろみがつくまで煮からめる。
器に盛り、フライパンに残ったたれをかけ
る(MEMO＊1)。

血糖値が上がりにくい低GIで、
食物繊維やビタミンB₁もたっぷり!
私はこれを食べるとおなかの調子が
すっごくよくなっちゃうんだけど、
みなさんはどうかな?

MEMO (＊1)きな粉をまぶしたりあんをのせたりしてもおいしい!

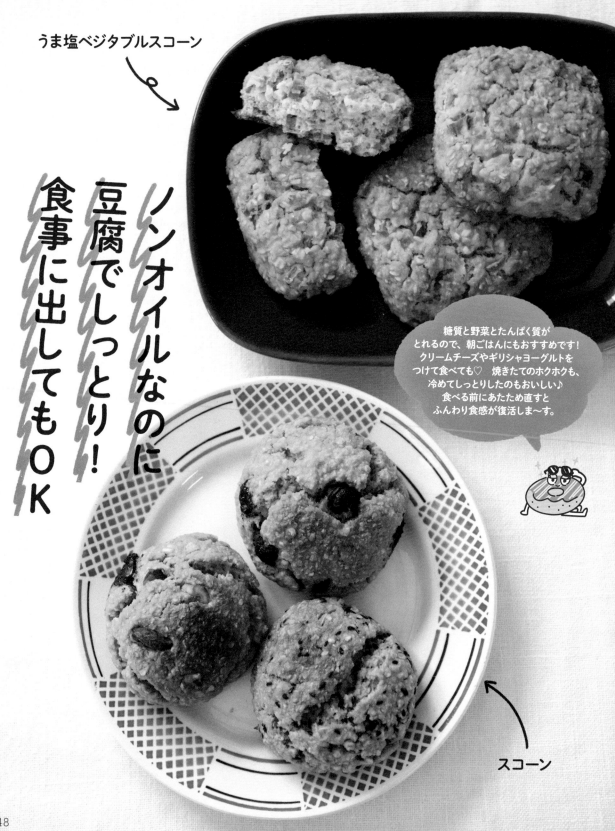

うま塩ベジタブルスコーン

ノンオイルなのに
豆腐でしっとり！
食事に出してもOK

糖質と野菜とたんぱく質が
とれるので、朝ごはんにもおすすめです！
クリームチーズやギリシャヨーグルトを
つけて食べても♡　焼きたてのホクホクも、
冷めてしっとりしたのもおいしい♪
食べる前にあたため直すと
ふんわり食感が復活しま〜す。

スコーン

オートミールの うま塩ベジタブルスコーン

野菜たっぷり腹もちバツグン!

材料 (5〜6cm角5個分)

A オートミール…60g
おからパウダー…20g
ラカントS…10g
鶏ガラスープのもと
　…3g(MEMO＊1)
ベーキングパウダー…7g

B プレーンヨーグルト (無糖)
　…70g
卵…1個

玉ねぎ、にんじん、ピーマン、
　ベーコンなど好みの具材
　…各適量(MEMO＊2)

●準備
オーブンを180度に予熱する。

作り方

1 好みの具材をみじん切りにし、電子レンジ (600W)で1分ほど加熱する。

2 ボウルに**A**を入れてまぜ、**B**を加え、粉っぽさがなくなるまでよくまぜる(MEMO＊3)。**1**を加え、まぜ合わせる。

3 ざっくり5等分し、好みの形にととのえる (MEMO＊4)。

4 オーブンシートを敷いた天板に**3**を並べ、180度のオーブンで20分焼く。

焼くまで
10分

レンチン+
オーブン

MEMO
(＊1)顆粒コンソメ3gでも可。
(＊2)枝豆、コーン、チーズもおすすめ。
(＊3)粉っぽいようなら水を10gずつ加えながら調整する。
(＊4)手を水でぬらすと作業しやすい。

オートミールと豆腐の スコーン

チョコ&ナッツのスイーツ系だけどヘルシー

材料 (直径7〜8cm3個分)

A オートミール…50g
おからパウダー…15g
ラカントS…20〜30g(MEMO＊1)
塩…ひとつまみ
ベーキングパウダー…4g

豆腐(絹ごし)…100g(MEMO＊2)
卵…1個
チョコチップ、ミックスナッツ、
　いりごま (好みで)…各適量

●準備
オーブンを200度に予熱する。

作り方

1 ボウルに**A**を入れてスプーンでまぜ、豆腐をつぶしながら加え、スプーンの背ですりつぶしながらまぜ合わせる。卵を加え、よくまぜる。好みでチョコチップ、ナッツ、ごまを加え、こねるようにまぜ合わせる。

2 ざっくり3等分し、丸く形をととのえる。オーブンシートを敷いた天板に並べ、200度のオーブンで17分焼く(MEMO＊3)。

焼くまで
5分

オーブン

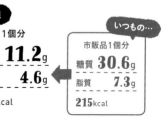

MEMO
(＊1)チョコなど甘いものをまぜるときは、ラカントは20gで。
(＊2)水切りはしなくてOK。
(＊3)オーブントースターで焼いてもOK!

プロテインで作る！
持ち歩きもできる高たんぱくおやつ

余分なものが入ってないから、
安心＆おいしい♡
甘みを加えるとスイーツ感がアップします。
はちみつを加える場合は、
豆乳を少し減らして
かたさを調整してください。

プロテインとオートミールの

まぜて丸めて10分でできる！

オーツボール

冷やすまで
10分

冷やす

（材料）（直径3cm 9〜10個分）

A | オートミール…50g
| ホエイプロテインパウダー
| 　…30g（MEMO＊1）
| ラカントS…15g
| ココアパウダー（好みで）…4g（MEMO＊2）

豆乳…40g（MEMO＊3）

ミックスナッツ、レーズン（好みで）
　…20g（MEMO＊4）

ココアパウダー、きな粉（好みで）…各適量

（作り方）

1 ボウルに **A** を入れ、よくまぜる。豆乳を加え、スプーンで底から返すようにまぜ合わせる（MEMO＊5）。好みでナッツやレーズンを加える。

2 かための粘土くらいにまとまってきたら、一口大に丸める。好みでココアパウダーやきな粉をまぶし、冷蔵室で冷やす。

POINT

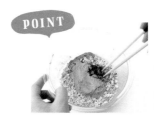

プロテインなどの粉状の材料とオートミールがムラなくまざるように、豆乳を加える前にまず、箸でしっかりまぜ合わせる。

これなら！

1個分（1/10量）

		いつもの…
		市販品1個分
糖質	**3.7**g	糖質 **11.3**g
脂質	**1.7**g	脂質 **4.4**g
たんぱく質量	**3.4**g	たんぱく質量 **1.6**g
46kcal		**91**kcal

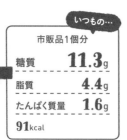

MEMO　（＊1）ソイプロテインを使う場合は吸水量が異なるので、豆乳などの水分は様子を見ながら少量ずつ加える。
（＊2）かわりに抹茶やシナモンパウダー、ごまなどにしてもおいしい！
（＊3）豆乳のかわりに牛乳、アーモンドミルク、水でもOK。　（＊4）ほかのナッツなどでも。
（＊5）スプーンの背でギュッと押し固めるようにして水分をなじませていくと、だんだん全体がしっとりとしてくる。粉っぽいようなら、様子を見ながら少量ずつ水分を足す。

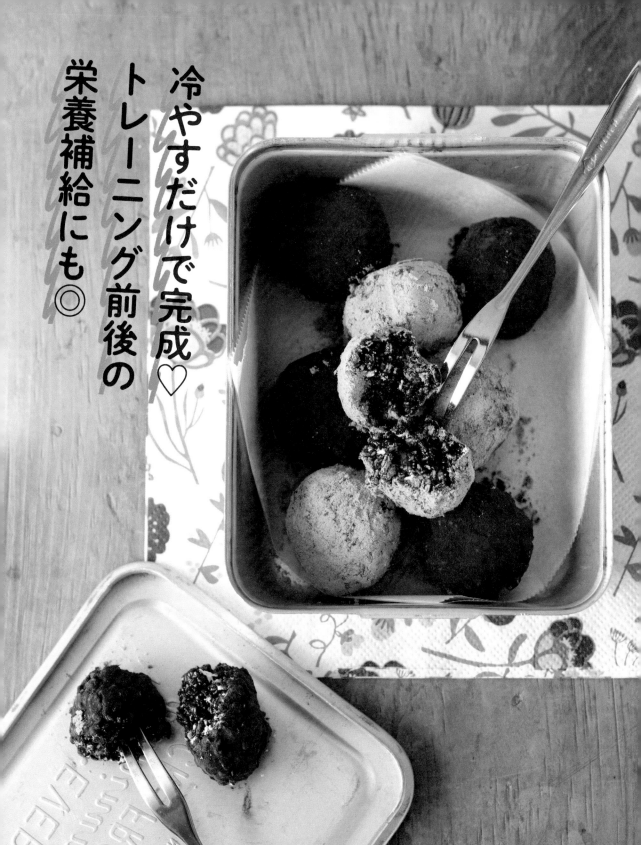

冷やすだけで完成♡
トレーニング前後の
栄養補給にも◎

まんまでも牛乳を入れても♪ おいしくて食べすぎ注意〜

プロテインとオートミールの ザクザクグラノーラ

焼くまで 5分 オーブン

(材 料) (4〜5食分)

A｜オートミール… 120g
　｜ホエイプロテインパウダー
　｜　… 50g(MEMO＊1)
　｜ラカントS… 20〜30g(MEMO＊2)
　｜塩…ひとつまみ

豆乳… 50g(MEMO＊3)

ナッツ類、レーズン、バナナチップ、
　チョコチップなど (好みで)… 各適量

●準備

オーブンを150度に予熱する。

(作り方)

1 ボウルにAを入れ、よくまぜる。豆乳を加え、ボウルの底から返すようにまぜる(MEMO＊4)。

2 天板にオーブンシートを敷き、1を広げ入れる。150度のオーブンで20分焼いていったんとり出し、ほぐしながらざっとまぜ、さらに10分焼く(MEMO＊5)。

3 焼き上がったらとり出し、冷ます。好みでナッツ、ドライフルーツ、チョコなどを加えてまぜる。

甘さ控えめ♪
プロテインのフレーバーは
ほんのり感じるくらいなので、
いろいろな味にアレンジ可。
Aの材料に抹茶やココアパウダーを
加えてもおいしいです!

これなら!

1食分 (⅕量)

糖質	**19.3**g	
脂質	**5.5**g	
たんぱく質量	**12.1**g	
184kcal		

いつもの…

市販品1食分

糖質	**31.6**g
脂質	**7.6**g
たんぱく質量	**4.1**g
220kcal	

MEMO
(＊1) ソイプロテインを使う場合は吸水量が異なるので、豆乳などの水分は様子を見ながら少量ずつ加える。
(＊2) かわりにはちみつを使う場合は、様子をみながら豆乳の量を調整する。
(＊3) 牛乳またはアーモンドミルクでも。
(＊4) はじめはサラサラしているが、スプーンの背でギュッと押し固めるように繰り返しまぜると、少しずつ全体がしっとりして固まってくる。
(＊5) 途中でまぜると、焦げやムラなく仕上がる。バラバラにほぐしすぎるとチャンク感がなくなってしまうので、適度にゴロゴロを残す感じでまぜる。

撮影現場で大好評。
ナッツをMIXすると
さらにハマる〜!

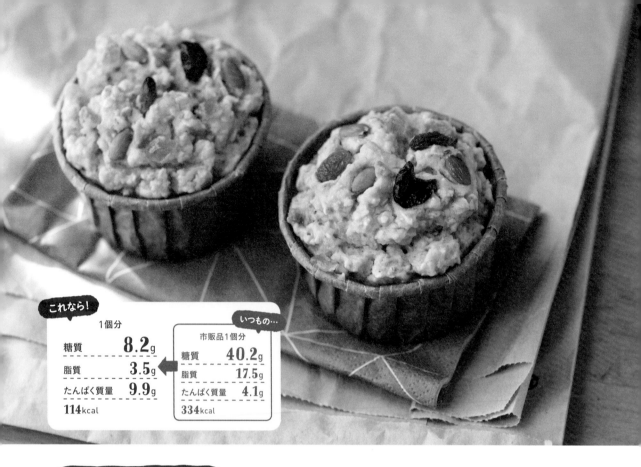

これなら！ 1個分		いつもの… 市販品1個分	
糖質	**8.2**g	糖質	**40.2**g
脂質	**3.5**g	脂質	**17.5**g
たんぱく質量	**9.9**g	たんぱく質量	**4.1**g
114kcal		**334**kcal	

焼くまで **5**分 オーブン

プロテインとオートミールの つなぎの豆腐とプロテインがキモです！

高たんぱくマフィン

小麦粉も卵も不使用！
ノンオイル！ 豆腐を使って
パサつきを防いでいますが、
豆くささはいっさいないので
安心して〜♪

材料（直径5cmマフィンカップ3個分）

豆腐（絹ごし）… 140g
A｜ホエイプロテインパウダー… 30g
　｜オートミール… 30g
　｜おからパウダー… 10g
　｜ベーキングパウダー… 5g
　｜ラカントS… 10〜20g
ミックスナッツ、ドライフルーツ
　（好みで）… 各適量

●準備
オーブンを160度に予熱する。

作り方

1 ボウルに豆腐を入れてスプーンなどでなめらかにまぜる。Aを加え（MEMO＊1）、ダマが残らないようにしっかりまぜ合わせる（MEMO＊2）。

2 マフィンカップに**1**を等分して流し入れ、好みでナッツやドライフルーツをのせる。160度のオーブンで20〜25分焼く。

MEMO　（＊1）ココアパウダー5gまたは抹茶5gを加えても。
　　　　　（＊2）生地がかたくてパサついているようなら、水を少量ずつ足す。

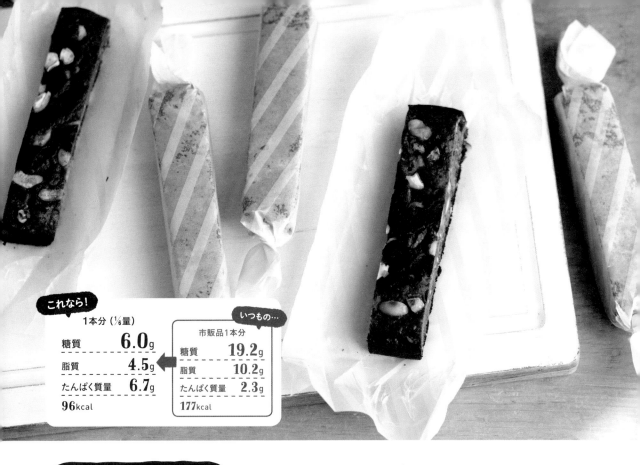

これなら! 1本分（1/6量）		いつもの… 市販品1本分	
糖質	**6.0**g	糖質	**19.2**g
脂質	**4.5**g	脂質	**10.2**g
たんぱく質量	**6.7**g	たんぱく質量	**2.3**g
96kcal		**177**kcal	

プロテインとオートミールの　卵焼き器で焼いて食べやすくカット

スティックパウンドケーキ

焼くまで **5分** フライパン

（材料）（20×15cm卵焼き器1個分）

A ホエイプロテイン… 30g
オートミール… 20g
おからパウダー… 10g
ラカントS… 10〜20g
ベーキングパウダー… 4g
塩… ひとつまみ
サイリウム（オオバコ・あれ
ば）… 1g
ココアパウダー… 5g

B 卵… 1個
バナナ… 大1本（約120g）
水… 20g

ミックスナッツ（好みで）… 30g

好みのオイル… 適量

（作り方）

1 ボウルにAを入れてよくまぜる。Bを加え、バナナをつぶしながらよくまぜ合わせる（MEMO＊1）。好みでナッツを加えてまぜる。

2 卵焼き器に好みのオイルを薄く引き、**1**を流し入れ、スプーンの背で表面を平らにする。弱火にかけ、ふたをして20分ほど焼く（MEMO＊2）。

3 フライ返しでそっと上下を返し、ふたをしてさらに10分ほど焼く。とり出して冷まし、6本に切り分ける。

パサつきがちなプロテインスイーツがバナナでしっとり。おからからもたんぱく質がしっかりとれて、低糖質で食物繊維もたっぷりな栄養バランス◎のおやつ。

MEMO （＊1）はじめは粉っぽいが、バナナをつぶしていくうちに水分が出てきて全体がしっとりしてくる。お好み焼きの生地くらいのかたさをめざして！
（＊2）端のほうが固まってきたらOK!

クリーム4種

豆腐のピーナッツクリーム

（材料）（約180g・4人分）

豆腐（絹ごし）… 150g

A | 粉末ピーナッツ… 40g（MEMO＊1）
| きな粉… 10g
| ラカントS… 25〜30g
| みそ… 7g（MEMO＊2）

（作り方）

1 耐熱ボウルにキッチンペーパーを敷き、豆腐をくずして入れ、ラップはかけず、電子レンジ（600W）で2分加熱する。冷めたらギュッとしぼり、水気を切る（MEMO＊3）。

2 Aを加え、ブレンダーやフードプロセッサーでなめらかにまぜる。

MEMO
（＊1）粉末ピーナッツをきな粉にかえると、きな粉クリームに！ （＊2）赤みその場合は5gに。みそ!?と思うかもしれませんが、コレがとってもいい仕事する！ （＊3）100gくらいになるまで水切りできればOK！

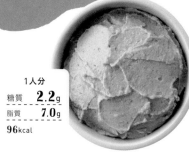

1人分
糖質 **2.2**g
脂質 **7.0**g
96kcal

豆乳レモンカスタード

1人分
糖質 **1.7**g
脂質 **1.0**g
24kcal

（材料）（約180g・4人分）

卵… 1個

A | 豆乳（無調整）… 100g
| ラカントS… 30g
| バニラエッセンス… 数滴

レモン汁… 10g

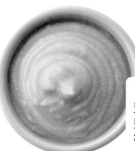

1人分
糖質 **1.0**g
脂質 **1.8**g
32kcal

（作り方）

1 耐熱ボウルに卵を割り入れ、よくかきまぜる。Aを加え、よくまぜる。

2 ふんわりラップをかけ、電子レンジ（600W）で1分30秒加熱する。端のほうが固まっていたらほぐすようにかきまぜ、再度ふんわりラップをかけて電子レンジで30秒加熱する。ダマにならないように、かきまぜる。これを2〜3回繰り返す（MEMO＊1）。

3 ラップを表面にはりつけるようにかけ、冷蔵室で冷やす（MEMO＊2）。しっかり冷えたら、レモン汁を加えてよくまぜる。

MEMO
（＊1）やわらかめのプリンのようになればOK！ （＊2）表面が空気にふれていると乾燥しダマになるので、ラップをはりつけるようにかけて冷蔵室へ。

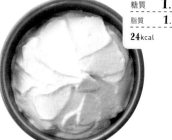

豆乳クリームチーズ

（材料）（約80g・2人分）

豆乳（無調整）… 200g

レモン汁… 10g

塩… ひとつまみ

ラカントS… 5〜10g（MEMO＊1）

（作り方）

1 耐熱ボウルに豆乳を入れ、ラップをふんわりかけて電子レンジ（600W）で1分30秒加熱する（MEMO＊2）。

2 レモン汁を加えてぐるっとまぜ、10分ほどおく（MEMO＊3）。

3 ざるにキッチンペーパーを敷き、2を注ぎ入れ、水気を切る。キッチンペーパーに残ったものをギュッとしぼり、さらにしっかり水気を切る。

4 ボウルに入れ、スプーンでねるようにまぜる。なめらかになったら、塩、ラカントSを加えてまぜ合わせる。

MEMO
（＊1）ラカントを加えなければ、クリームチーズになる。 （＊2）沸騰はしていないけど熱いと感じるくらい、が目安。 （＊3）分離してかたまりができてくる。

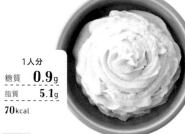

1人分
糖質 **0.9**g
脂質 **5.1**g
70kcal

豆腐のバタークリーム

（材料）（約200g・4人分）

豆腐（絹ごし）… 300g

ラカントS… 20〜40g

ココナッツオイル… 10g

レモン汁… 3g

バニラエッセンス… 数滴

（作り方）

1 耐熱ボウルにキッチンペーパーを敷き、豆腐をくずしながら入れ、ラップはかけず、電子レンジ（600W）で5分加熱する。そのまま冷まし、キッチンペーパーで包んでギュッとしぼって水気を切る（MEMO＊1）。

2 ラカントSを加え、ブレンダーやフードプロセッサーでなめらかにする。

3 ココナッツオイルは固まっていたら電子レンジで20秒ほど加熱してとかし、2に一気に加え、なめらかにまぜる。レモン汁、バニラエッセンスを加えてまぜ合わせ、冷蔵室で冷やす。

MEMO
（＊1）豆腐は水切りをしっかりしたほうがくさみがなくなる。ゆるめのクリームにしたいときは、かために作ってから、牛乳や豆乳で調整する。豆腐を180gまで水切りすると、デコレーションできるくらいのかたさになる。

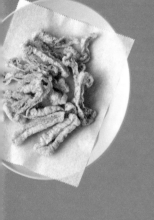

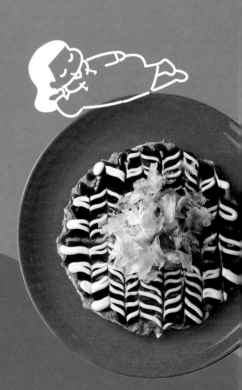

PART 3

夢のしょっぱ系 ジャンクフード

糖質＆脂質オフで
罪の意識ゼロ！

ダイエットには禁物⁉のスナック菓子や肉まんが、
まさかまさかの糖質＆脂質オフで解禁！
しっかり食べておなかもココロも大満足の
ミラクルなレシピにワクワク＆ドキドキ。
もう、がまんしなくていいんです♪

おからの レンチン肉まん

15分で作れてもっちりジューシー♡

加熱まで **10分** レンチン

小麦粉不使用で低糖質。ひき肉と、おからパウダーからもたんぱく質がたっぷりとれます!

材料 (直径約9cm2個分)

A おからパウダー… 40g
ラカントS… 10g
塩…ひとつまみ
サイリウム (オオバコ)… 6g
ベーキングパウダー… 6g

B 鶏ひき肉… 80g
玉ねぎ (みじん切り)… 1/8個
だししょうゆ…大さじ1
ラカントS…大さじ1/2
酒…大さじ1/2
ごま油…大さじ1/2
おろししょうが…小さじ1

作り方

1 ボウルに**A**を入れてスプーンでまぜ、水160gを加え、スプーンの背でこねるようにまぜ合わせる。ひとまとめにし、ざっくり2等分する。

2 別のボウルに**B**を入れ、スプーンの背でねばりが出るまでねりまぜる。

3 ラップに**1**の半量をのせ、手でまるく薄く直径17〜20cmくらいにのばす。まん中に**2**の半量をのせ、ラップの4つの角を持ち上げ、ひだを作りながら丸く包む。ラップを軽くねじって止める。もう1つも同様に包む。

4 耐熱皿に**3**の1個をラップで包んだままのせ、電子レンジ (600W) で2分加熱する。ふんわりふくらんでいるので、軽く丸め直して形をととのえ、ラップをはずし、電子レンジでさらに1分加熱する。もう1つも同様に加熱する。

POINT

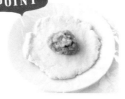

生地を手でのばし、ひき肉あんをのせます。生地をのばすときは、くっつかないように手に水をつけて!

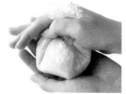

ラップごと生地を持ち上げるようにして、生地にひだを寄せながらひき肉あんを包みます。加熱ムラを防ぐため、1個ずつ加熱します。

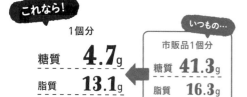

これなら!

1個分

糖質 **4.7**g
脂質 **13.1**g
230kcal

いつもの…

市販品1個分
糖質 **41.3**g
脂質 **16.3**g
389kcal

58

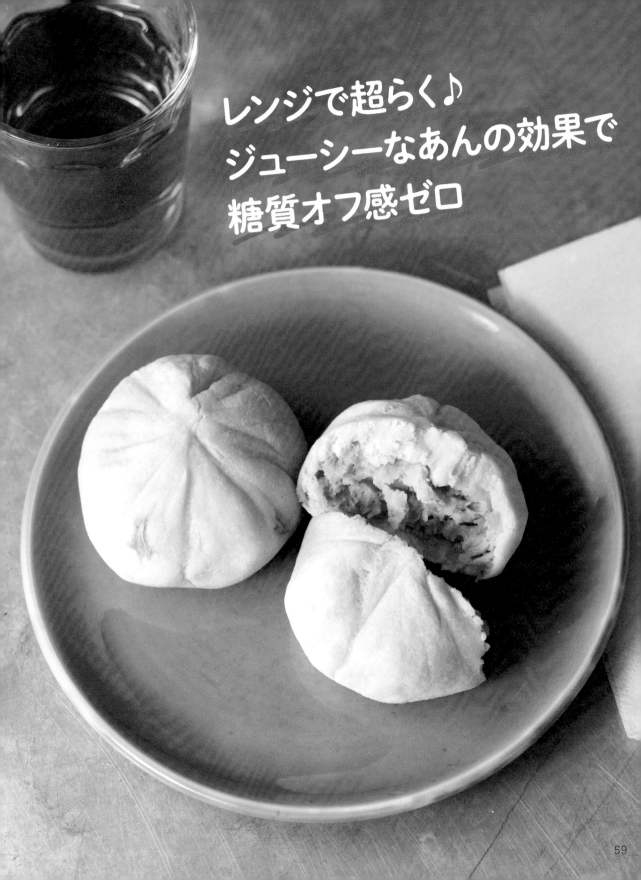

レンジで超らく♪
ジューシーなあんの効果で
糖質オフ感ゼロ

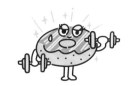
肉と野菜と卵も入って
栄養バランス最高！
おなかもしっかり
満たされます♡

オートミールの 小麦粉で作るよりむしろおいしい
お好み焼き

焼くまで **5分** レンチン＋フライパン

（**材料**）（直径20cm1枚分）

A | オートミール…30g
　　| 水…100g
B | 卵…1個
　　| 顆粒和風だし…小さじ1½
　　| キャベツ（せん切り）…⅛個
豚薄切り肉…適量
桜えび、揚げ玉、紅しょうがなど
　（好みで）…各適量
好みのオイル…適量
ソース、マヨネーズ、削り節…各適量

（**作り方**）

1 耐熱ボウルに**A**を入れ、ラップをふんわりかけて電子レンジ（600W）で1分加熱する。**B**を加え、まぜ合わせる。好みで桜えび、揚げ玉、紅しょうがを加えてまぜる（MEMO＊1）。

2 フライパンを熱して好みのオイルを薄く引き、**1**を入れてまるく広げる。豚肉をのせ、ふたをして弱めの中火で10分ほど焼く。

3 上下を返し、ふたをしてさらに5分ほど焼く。器に盛り、ソース、マヨネーズをかけ、削り節をのせる。

これなら！

1枚分
糖質 **23.3**g
脂質 **7.2**g
228kcal

いつもの…
市販品1枚分
糖質 **44.4**g
脂質 **21.1**g
437kcal

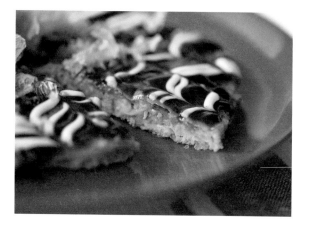

MEMO （＊1）具を入れすぎると生地がまとまらなくなるので、具の量は控えめに！

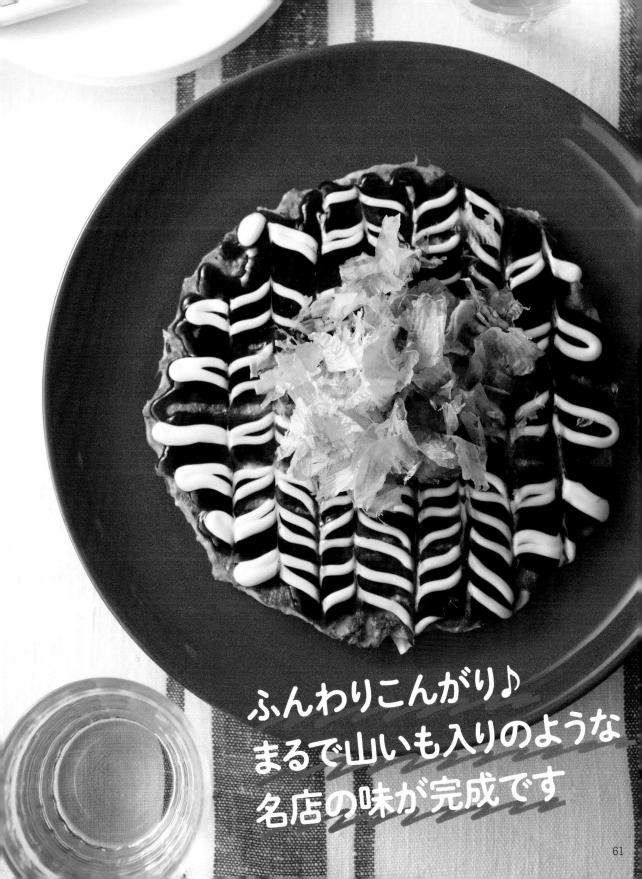

ふんわりこんがり♪
まるで山いも入りのような
名店の味が完成です

ノンフライ☆レンチンで低カロリー
パリパリベジチップス

(材料) (1～2人分)
じゃがいも…2個
塩…適量

加熱まで
 10分
 レンチン

(作り方)

1 じゃがいもは皮つきのままスライサーで薄切りにし、5分ほど水にさらす。水気を切り、キッチンペーパーで水気をふく。

2 大きめの耐熱皿にキッチンペーパーを敷き、**1**を重ならないように並べ、塩を振る。ラップはかけず、電子レンジ（600W）で2分30秒加熱する。

3 上下を返して全体を並べかえ（MEMO＊1）、さらに電子レンジで2分30秒加熱してパリッとさせる（MEMO＊2）。

MEMO
（＊1）返しながら場所を入れかえて、加熱ムラを防ぐ。
（＊2）しんなりしていたら、様子を見ながらさらに30秒ずつ追加して加熱する。好みで青のり、塩、こしょう、コンソメパウダーを振る。

これなら!
1人分（½量）
糖質 **12.1**g
脂質 **0.3**g
108kcal

いつもの…
市販品1人分
糖質 **32.7**g
脂質 **21.7**g
339kcal

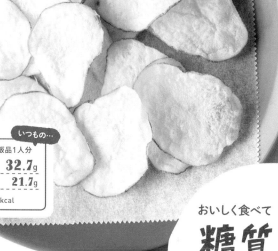

おいしく食べて
糖質
オフ

オートミールの　香ばしくってサックサク
ごませんべい

焼くまで
 15分
 オーブン

(材料) (3cm角10～12枚分)
オートミール…30g
だししょうゆ
　（またはめんつゆ）…10g
みりん…10g
ごま油…5g

水…10g
いり黒ごま…小さじ1

●準備
オーブンを120度に予熱する。

(作り方)

1 ボウルに材料をすべて入れてよくまぜ合わせ、10分ほどおく。

2 オーブンシートに**1**をのせ、ラップをかぶせてめん棒で薄くのばす。ラップをはずし、包丁で3cm角に切り分ける。

3 **2**をシートごと天板にのせ、120度のオーブンで30分焼く。あら熱がとれるまで庫内で冷ます（MEMO＊1）。

MEMO
（＊1）冷めるとサクサクに!

これなら!
1枚分（½量）
糖質 **1.9**g
脂質 **0.6**g
13kcal

いつもの…
市販品1枚分
糖質 **6.7**g
脂質 **4.1**g
73kcal

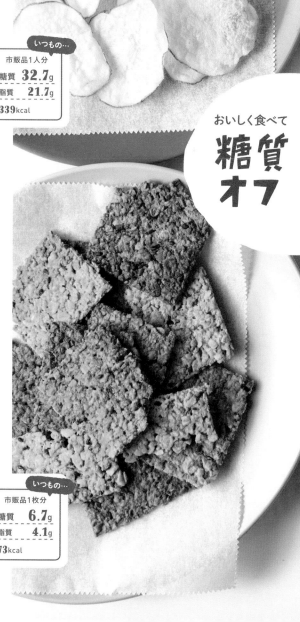

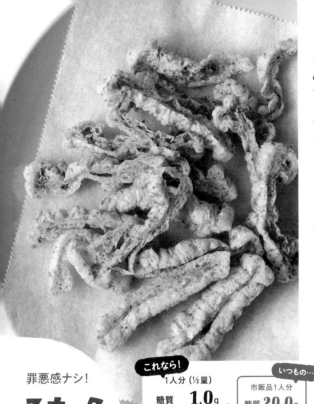

ビールが飲みたくなる食べヤセおつまみ

油揚げのピリ辛スナック

加熱まで
5分　レンチン

（材料）（1～2人分）

油揚げ（8×8cm）…3枚
A｜固形コンソメ（包丁で刻む）…½個
｜ガーリックパウダー…小さじ½
｜ラカントS…小さじ½
｜レッドペッパー…適量（MEMO＊1）

（作り方）

1 Aは合わせる。

2 油揚げはキッチンペーパーで包み、耐熱皿にのせ、電子レンジ（600W）で1分加熱する。軽く押して余分な油をとり、細切りにする。

3 ポリ袋に**1**、**2**を入れ、袋の口を閉じてシャカシャカ振りまぜ、油揚げに調味料をしっかりまぶすようにもみ込む。

4 大きめの耐熱皿にキッチンペーパーを敷いて**3**を並べ、ラップはかけず、電子レンジで1分30秒加熱する。加熱ムラがないように全体を並べかえ、電子レンジでさらに1分30秒加熱する（MEMO＊2）。

MEMO
（＊1）チリパウダー、一味とうがらしでもOK。量は好みで。
（＊2）サクサクになっていればでき上がり！　しんなりしていたら、様子をみながら30秒ずつ追加で加熱する。

これなら！		いつもの…	
1人分（½量）		市販品1人分	
糖質	**1.0**g	糖質	**20.0**g
脂質	**7.8**g	脂質	**9.8**g
98kcal		176kcal	

翌日までサクサクだから作りおきも

油揚げのチーズスナック

加熱まで
5分　レンチン

（材料）（1～2人分）

油揚げ（8×8cm）…2枚　　粉チーズ…大さじ1
塩、こしょう…各適量

（作り方）

1 油揚げはキッチンペーパーで包み、耐熱皿にのせ、電子レンジ（600W）で1分加熱する。軽く押して余分な油をとり、細切りにする。

2 ポリ袋に**1**を入れ、塩、こしょうを振り、袋の口を閉じてシャカシャカ振る。粉チーズを加え、油揚げにまぶすようにもみ込む。

3 大きめの耐熱皿にキッチンペーパーを敷いて**2**を並べ、ラップはかけず、電子レンジで1分30秒加熱する。加熱ムラがないように全体を並べかえ、電子レンジでさらに1分30秒加熱する（MEMO＊1）。

MEMO
（＊1）サクサクになっていればでき上がり！　しんなりしていたら、様子をみながら30秒ずつ追加で加熱する。

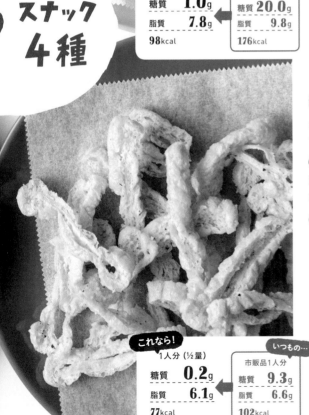

これなら！		いつもの…	
1人分（½量）		市販品1人分	
糖質	**0.2**g	糖質	**9.3**g
脂質	**6.1**g	脂質	**6.6**g
77kcal		102kcal	

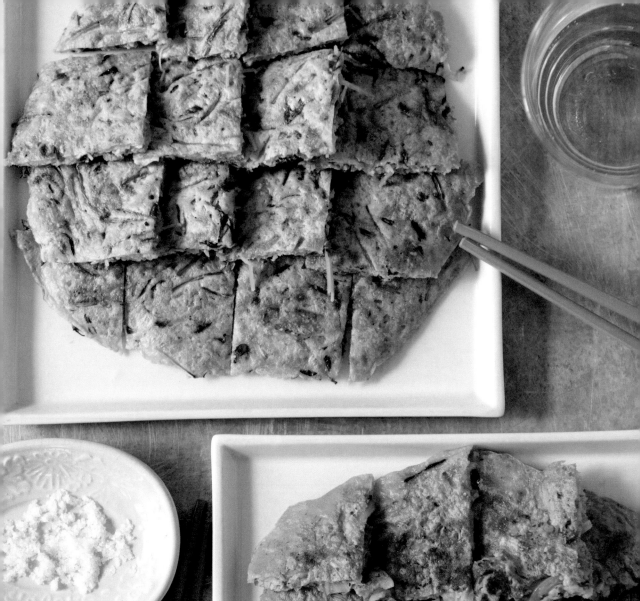
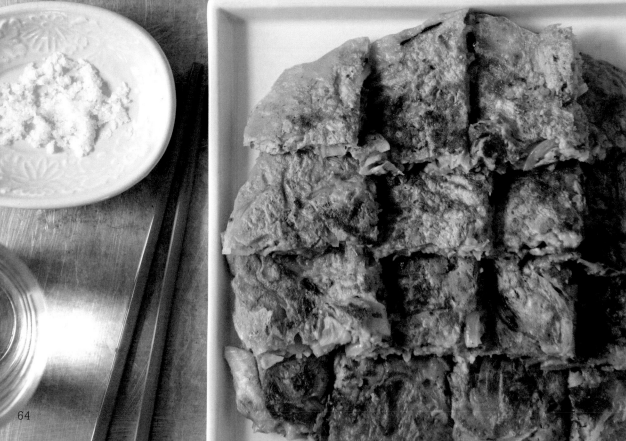

オートミールの 豆苗チヂミ

美容効果◎なうえチーズ入りで美味

焼くまで **5分** レンチン＋フライパン

これなら！

1人分（⅓量）

| 糖質 | **8.7**g |
| 脂質 | **7.1**g |

140kcal

いつもの…

市販品1人分

| 糖質 | **41.7**g |
| 脂質 | **10.1**g |

295kcal

材料 （2〜3人分）

A ｜ オートミール…40g
　　｜ 水…80g
B ｜ 卵…1個
　　｜ 鶏ガラスープのもと…小さじ1
豆苗…½袋
とろけるスライスチーズ
　　…1〜2枚（MEMO＊1）
ごま油…適量
塩、酢など（好みで）…各適量

MEMO
（＊1）またはピザ用チーズ50〜60g。
（＊2）フライパンを軽く揺すってみて、生地がスルスルとすべるようになったら返しどき！

作り方

1 豆苗は2cm長さに切る。チーズはこまかくちぎる。

2 耐熱ボウルに**A**を入れ、ラップをふんわりかけて電子レンジ（600W）で40〜50秒加熱する。**B**を加えてよくまぜる。

3 **1**を加え、よくまぜ合わせる。

4 フライパン（直径24〜25cm）を熱してごま油を薄く引き、**3**を入れてまるく薄くのばす。ふたをして、弱めの中火で5〜6分焼く（MEMO＊2）。上下を返し、さらに3〜4分焼く。

5 食べやすく切って器に盛り、好みで塩、酢などを添える。

豆苗は若返りビタミンのA&C、貧血予防の葉酸もたっぷり。とくに女性にはうれしい野菜です。値段もお手ごろで、1回カットして食べたあと、また育てて食べられるのも楽しい♡　チヂミには塩を振って食べるのが好きです。

オートミールの キムチーズチヂミ

ピリ辛＋こくまろ♡　何枚でも食べられそう〜

焼くまで **5分** レンチン＋フライパン

これなら！

1人分（⅓量）

| 糖質 | **10.5**g |
| 脂質 | **7.1**g |

147kcal

いつもの…

市販品1人分

| 糖質 | **32.9**g |
| 脂質 | **13.8**g |

286kcal

材料 （2〜3人分）

A ｜ オートミール…40g
　　｜ 水…80g
B ｜ 卵…1個
　　｜ 鶏ガラスープのもと…小さじ1
玉ねぎ…¼個
キムチ…50g
とろけるスライスチーズ
　　…1〜2枚（MEMO＊1）
ごま油…適量
塩、酢など（好みで）…各適量

作り方

1 玉ねぎは薄切りにする。チーズはこまかくちぎる。

2 耐熱ボウルに**A**を入れ、ラップをふんわりかけて電子レンジ（600W）で40〜50秒加熱する。**B**を加えてよくまぜる。

3 **1**、キムチを加え、よくまぜ合わせる。

4 フライパン（直径24〜25cm）を熱してごま油を薄く引き、**3**を入れてまるく薄くのばす（MEMO＊2）。ふたをして、弱めの中火で5〜6分焼く。上下を返し、さらに3〜4分焼く。

5 食べやすく切って器に盛り、好みで塩、酢などを添える。

MEMO
（＊1）またはピザ用チーズ50〜60g。
（＊2）ひっくり返すのが難しい場合は、油を引かずにクッキングシートを敷いて焼き、そのまま返すとキレイにできます。

これなら!			いつもの…	
	1人分		市販品1人分	
糖質	**3.6**g	←	糖質	**32.4**g
脂質	**21.0**g		脂質	**32.4**g
283kcal			**310**kcal	

写真は2人分

おからの つくった報告数No.1☆　もちもち＆チーズとろ〜ん

チーズナン

焼くまで **7分**　フライパン

材料 （1人分）

A　おからパウダー… 20g
　　サイリウム（オオバコ）
　　　… 3g（MEMO＊1）
　　ベーキングパウダー… 3g
　　ラカントS … 10g
　　塩…ひとつまみ
B　水… 70g
　　オリーブオイル… 3g
ピザ用チーズ… 50〜60g（MEMO＊2）

作り方

1 ボウルに**A**を入れてまぜ、**B**を加え、スプーンの背でこねるようにまぜてひとまとめにする。

2 クッキングシートに**1**をのせ、5mm厚さのだ円形にのばす（MEMO＊3）。生地の半分にチーズをのせ、クッキングシートごと生地を2つ折りにしてチーズをはさみ、端をつまんでくっつける。

3 シートごとフライパンにのせ、弱めの中火で5分ほど焼く。焼き色がついたらシートごと上下を返し、さらに3分ほど焼いて焼き目をつける。食べやすく切って器に盛る。

POINT

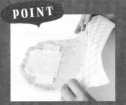

ピザ用チーズのかわりに、とろけるタイプのスライスチーズ1〜2枚でもOK。

MEMO

（＊1）サイリウムのかわりに、かたくり粉15gでもOK! かたくり粉を使った場合、ややまとまりにくくくずれやすいので、チーズを包んだり、返したりするときは慎重に。 （＊2）ミートソース、キーマカレー、ハム、あんこ、チョコバナナなどを包んでも。かぼちゃを電子レンジで加熱してつぶし、ラカント、塩、シナモンパウダー、豆乳をまぜ合わせた、かぼちゃあんもおすすめ！
（＊3）手に水か油をつけると、生地がくっつかず作業しやすい。

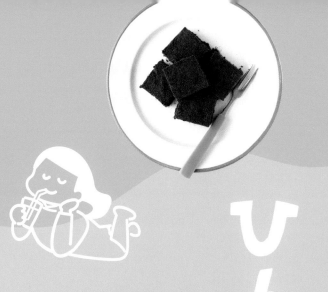

PART 4

ひんやり系スイーツ

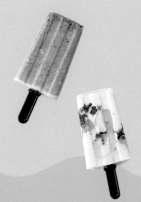

ゼリーからアイスまで
低カロリーな
ラインナップ

脂質の多い生クリームやチーズのかわりに
ヨーグルトや豆腐や豆乳を使って、
冷た〜いデザートもおいしく低カロリー。
大好きなプルプルひんやりデザート、
しっかり食べてきれいになれるなんて幸せ〜♡

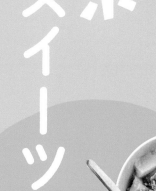

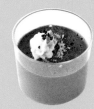

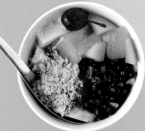

大人気の台湾スイーツを甘さ控えめにシフト

豆花
トゥ ファ

冷やすまで
5分

レンチン+
冷やす

（材料）（2人分）

A | 豆乳（無調整）… 220g（MEMO＊1）
| ラカントS … 20〜30g

バニラエッセンス … 数滴

粉ゼラチン … 4g

きな粉、粒あん、マンゴー、チェリー（缶詰）など
　（好みで）… 各適量（MEMO＊2）

〈シロップ〉（MEMO＊3）

はちみつ … 大さじ1

水 … 大さじ1

インスタントコーヒー … ひとつまみ

（作り方）

1 耐熱容器に **A** を入れて軽くまぜ、電子レンジ
（600W）で1分30秒加熱し、軽くまぜる。

2 別の耐熱容器に水30gを入れ、ゼラチンをふ
り入れて軽くまぜ、電子レンジで20〜30秒
加熱する（MEMO＊4）。**1**に加えてよくまぜ、
バニラエッセンスを加え、等分して器に入れ、
冷蔵室で2〜3時間冷やす。

3 シロップの材料をまぜ合わせ、冷蔵室で冷や
す。

4 **2**が固まったら**3**をかけ、好みできな粉、粒
あん、フルーツなどをのせる。

豆花の甘さを控えめにして、
シロップをかけたりあんをのせたり、
甘めのものをトッピング。
トッピングをしない場合は
ラカントを30gにするのがおすすめ！
味見をして調整してください。

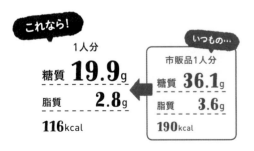

これなら！

1人分

糖質 **19.9**g

脂質 **2.8**g

116kcal

いつもの…

市販品1人分

糖質 **36.1**g

脂質 **3.6**g

190kcal

MEMO （＊1）豆乳は無調整が濃厚でおすすめ！ かわりに調製豆乳、牛乳、アーモンドミルクでもOK。ふるふるトロトロが好きな場
合は、豆乳の量を250gに！ （＊2）トッピングはほかに、いちご、みかん（缶詰）、桃（缶詰）などでも。
（＊3）シロップのかわりに黒みつをかけても。 （＊4）加熱中ブクーッとふくらんできたら、加熱を終了する。

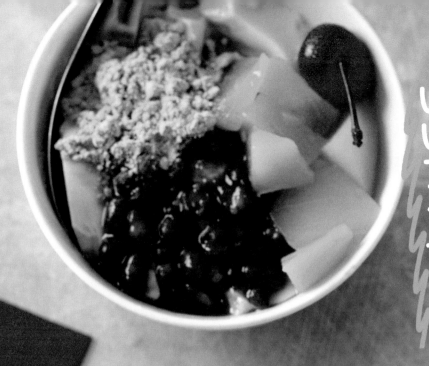

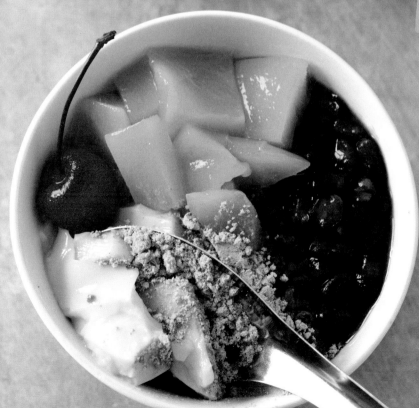

豆乳のやさしい味を
引き立てるコーヒーシロップが
いいアクセント

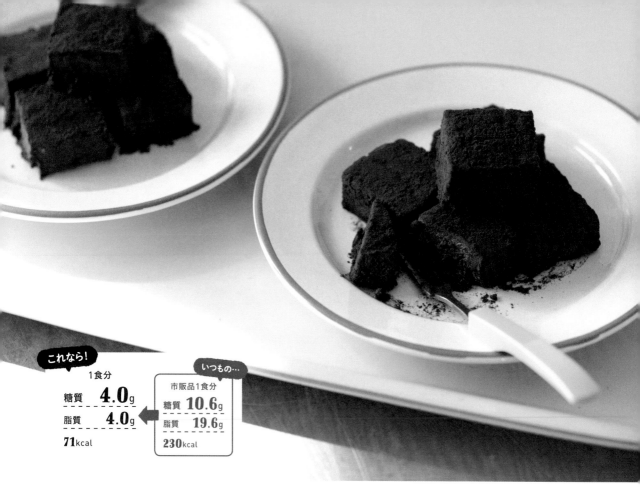

これなら!

	1食分
糖質	**4.0**g
脂質	**4.0**g
71kcal	

いつもの...

市販品1食分	
糖質	**10.6**g
脂質	**19.6**g
230kcal	

生クリームもチョコも不使用! サクサク食感

豆腐の生チョコアイス

冷やすまで **20分**　レンチン+冷やす

（材料）(5食分)

豆腐 (絹ごし)…300g

A
ラカントS…50g
ココアパウダー…25g
はちみつ…10g
ラムエッセンス (好みで)…数滴

粉ゼラチン…3g

ココアパウダー…適量

MEMO

(＊1) 水切り後の豆腐は200〜230g。
(＊2) 加熱中ブクーッとふくらんできたら、加熱を終了する。
(＊3) プリンカップなどに小分けにして冷凍してもOK! 冷やしすぎてカチカチになってしまったときは、冷蔵室で解凍して!

（作り方）

1 耐熱ボウルにキッチンペーパーを敷き、豆腐をくずしながら入れ、電子レンジ (600W) で5分加熱する。キッチンペーパーごとざるに移し、冷めたらキッチンペーパーでギュッとしぼり、しっかり水切りする (MEMO＊1)。

2 ボウルに1、Aを入れ、ブレンダーやフードプロセッサーでなめらかにする。

3 耐熱容器に水40gを入れ、ゼラチンを振り入れて軽くまぜ、電子レンジで20〜30秒加熱する (MEMO＊2)。2に一気に加え、よくかきまぜる。

4 バットや大きめの保存容器などにラップを敷き、3を流し入れ、冷凍室で5時間ほど冷やす (MEMO＊3)。好みの大きさに切り分け、ココアパウダーをまぶす。

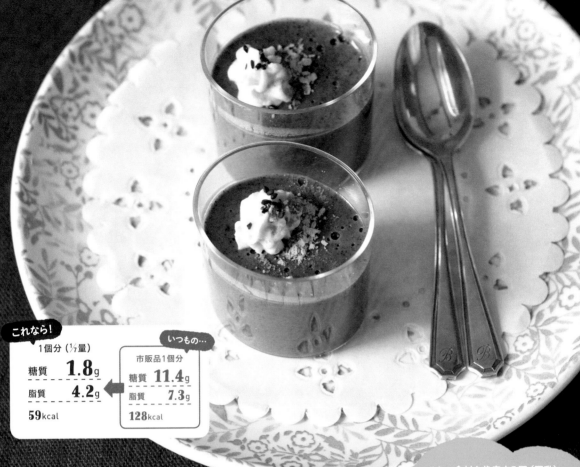

これなら！

1個分（1/7量）		いつもの…
		市販品1個分
糖質	**1.8**g	糖質 **11.4**g
脂質	**4.2**g	← 脂質 **7.3**g
59kcal		**128**kcal

ヘルシー食材を代表する豆（豆乳）、
ごま、海藻（寒天）を使った、
体にやさしいスイーツ。
ごまはたんぱく質、マグネシウム、
カルシウム、ビタミンEなど
女性にうれしい栄養がたっぷり♡

香ばしいのにスルッと軽〜い口あたり

黒ごま寒天プリン

冷やすまで **5分** レンチン＋冷やす

材料 （直径4cmカップ6〜7個分）

豆乳…350g（MEMO＊1）

A　ラカントS…30g
　　塩…ひとつまみ
　　ねり黒ごま…35g（MEMO＊2）
　　きな粉…5g（MEMO＊3）
　　粉寒天…1g（MEMO＊4）

ホイップクリーム、きな粉、
　　いり黒ごま（好みで）…各適量

作り方

1 大きめの耐熱ボウルに豆乳150g、**A**を入れ、よくまぜ合わせる（MEMO＊5）。ラップはかけず、電子レンジ（600W）で1分30秒加熱する。

2 いったんとり出してよくまぜ、ラップはかけず、再度電子レンジで1分30秒加熱する（MEMO＊6）。残りの豆乳を加え、よくまぜ合わせる。

3 等分してカップに流し入れ、冷蔵室で15分ほど冷やして固める。好みでホイップクリーム、きな粉、ごまをトッピングする。

MEMO（＊1）豆乳のかわりに牛乳、アーモンドミルクでも。豆乳や牛乳だとコクのある味、アーモンドミルクだとあっさりした味になる。　（＊2）ねりごまの量は好みで増減。35gだとしっかりごまの風味が出る。　（＊3）きな粉はなくても可だが、入れたほうが香りがよい。　（＊4）寒天はわずかな量の差でも仕上がりの食感に違いが出るので、デジタルスケールできっちりはかって入れて！　（＊5）加熱中にふきこぼれることがあるので、大きめの耐熱ボウルを使用。　（＊6）少しとろみがついた状態になる。

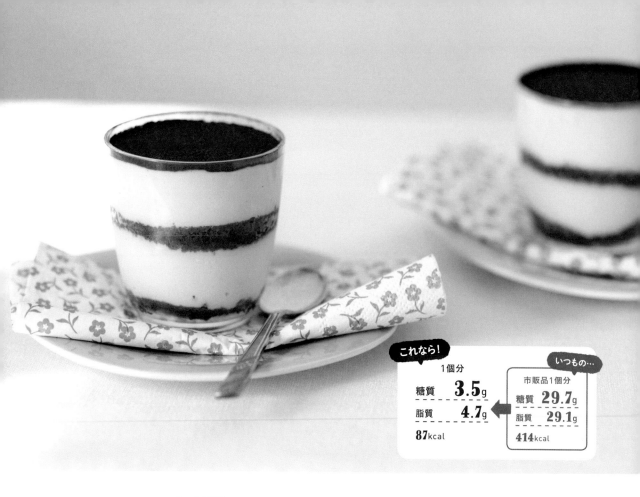

これなら!

1個分	
糖質	**3.5**g
脂質	**4.7**g
87kcal	

いつもの…

市販品1個分	
糖質	**29.7**g
脂質	**29.1**g
414kcal	

チーズを使わなくても、濃厚で大満足

豆腐とヨーグルトのティラミス

完成まで **20分**　レンチン

（材料）（直径5cmカップ3個分）

〈ティラミスクリーム〉

豆腐（絹ごし）… 100g

A | ギリシャヨーグルト（プレーン・無糖）
　　… 100g（MEMO＊1）
　　ラカントS … 20g
　　みそ … 3g

おからのコーヒーシフォン（p.37参照）… 適量
ココアパウダー… 適量

（作り方）

1 ティラミスクリームを作る。豆腐は60gくらいになるまでしっかり水切りする。ボウルに入れ、**A**を加え、なめらかになるまでよくまぜ合わせる。（MEMO＊2）

2 コーヒーシフォンを薄くスライスし、カップで6枚の丸形に抜く。

3 カップの底に**2**を1枚敷き、**1**を半分くらいの高さまで入れ、**2**を1枚のせ、**1**を入れる。これをあと2個作り、ココアパウダーをたっぷりかける。

MEMO （＊1）「パルテノ」（森永乳業）が濃厚でおすすめ！
（＊2）フードプロセッサーやブレンダーを使うと◎。

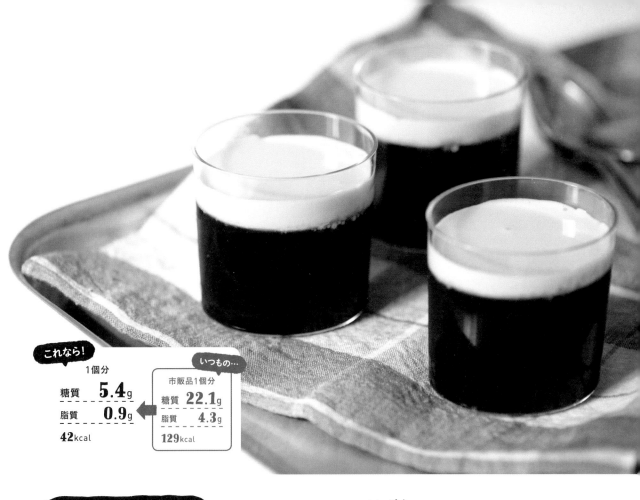

ティラミスクリームで作る コーヒーゼリー

レンチンでできるスペシャルアレンジ☆

冷やすまで **5**分

レンチン＋
冷やす

（材料）（直径5cmカップ3個分）

A｜インスタントコーヒー…小さじ4
　｜水…150g
　｜ラカントS…小さじ2
　｜粉寒天…1g
ティラミスクリーム (p.72参照)…適量

（作り方）

1 耐熱ボウルに**A**を入れてまぜ、ラップはかけず、
電子レンジ（600W）で2分加熱する。いったん
とり出してかきまぜ、再度、ラップはかけず電
子レンジで1分30秒加熱する。

2 水150gを加えてよくまぜ、カップに等分して
流し入れ、冷蔵室で1時間ほど冷やす。固まっ
たら、ティラミスクリームをかける。

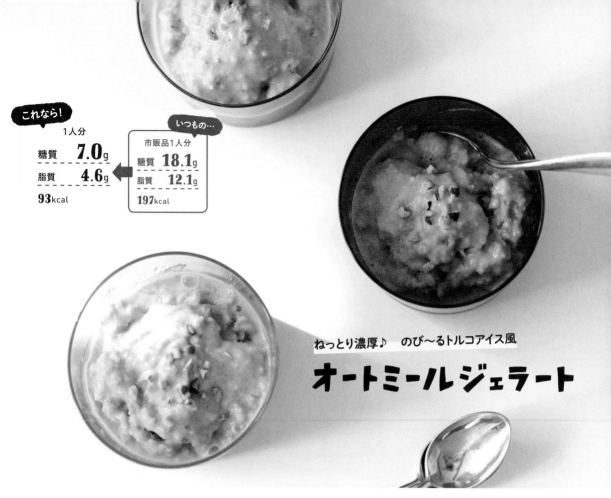

これなら!

	1人分	
糖質	**7.0**g	
脂質	**4.6**g	
93kcal		

いつもの…

市販品1人分	
糖質	**18.1**g
脂質	**12.1**g
197kcal	

ねっとり濃厚♪　のび〜るトルコアイス風

オートミールジェラート

冷やすまで **15分**　レンチン+冷やす

(材料)(3人分)

A｜オートミール…20g(MEMO＊1)
　｜ラカントS…25〜30g
　｜豆乳(または牛乳)…250g
　｜バニラエッセンス…数滴
アーモンドダイス(好みで)…適量

(作り方)

1　大きめの耐熱ボウルに**A**を入れてまぜ (MEMO＊2)、ラップはかけず、電子レンジ (600W)で4分加熱する。いったんとり出 してひとまぜし、ラップはかけず、さらに 電子レンジで4分加熱する(MEMO＊3)。

2　容器に移してあら熱をとり、冷凍室で3〜4 時間冷やす(MEMO＊4)。器に盛り、好みで アーモンドダイスを散らす。

MEMO　(＊1)なめらかな食感にしたい場合は、オートミールをフードプロセッサーなどで粉末にする。
(＊2)好みでココアパウダー、抹茶、シナモンパウダーなどを加えたり、チョコチップやナッツ類をまぜ込んでも。
(＊3)とろりとしていればOK。加熱してもとろみがつかない場合は、加熱時間を長くするか、オートミールを追加して加熱し、
様子を見る。　(＊4)冷凍しすぎてカチカチになってしまったら、食べる20分ほど前に冷凍室から出して室温におくか、電
子レンジで30秒ほど加熱する。

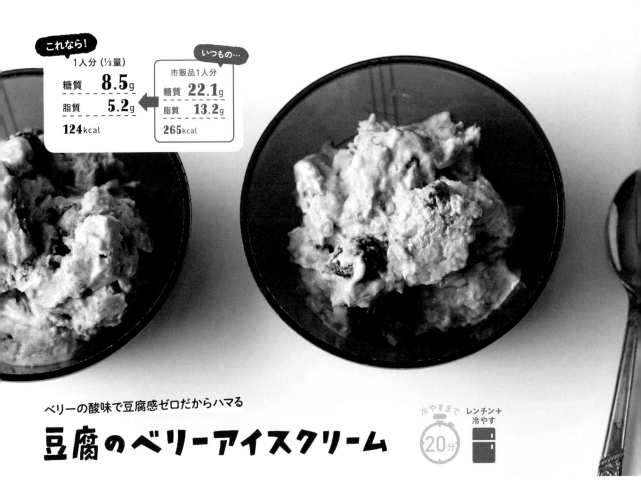

これなら！ 1人分 (⅓量)		いつもの… 市販品1人分	
糖質	**8.5**g	糖質	**22.1**g
脂質	**5.2**g	脂質	**13.2**g
124kcal		**265**kcal	

ベリーの酸味で豆腐感ゼロだからハマる

豆腐のベリーアイスクリーム

冷やすまで **20**分　レンチン＋冷やす

(材料)（2～3人分）

豆腐（絹ごし）… 300g（MEMO＊1）
A ｜ ギリシャヨーグルト（プレーン・無糖）
　　　… 100g
　｜ ラカントS … 30～40g（MEMO＊2）
　｜ バニラエッセンス（あれば）… 数滴
レモン汁… 数滴
粉ゼラチン… 2g
ブルーベリーやミックスベリー（冷凍）
　　… 50～60g（MEMO＊3）
バナナ… 1本

(作り方)

1　耐熱ボウルにキッチンペーパーを敷いて豆腐を入れ、ラップはかけず、電子レンジ（600W）で5分加熱する。ざるにあけてあら熱がとれるまでおき、ギュッとしぼって水気をきる。

2　ボウルに**1**、**A**を入れ、なめらかになるまでよくまぜる（MEMO＊4）。レモン汁を加えてまぜる。

3　耐熱容器に水20gを入れ、ゼラチンを振り入れて軽くまぜ、電子レンジで20～30秒加熱する（MEMO＊5）。

4　**2**に**3**を一気に加え、しっかりまぜ合わせる。ベリー、バナナを加えてさらによくまぜ、冷凍用保存袋か保存容器に入れ、冷凍室で1～2時間冷やす。

5　いったんとり出して袋の上からもみ（容器の場合はまぜ）、さらに1～2時間冷凍する。食べる前に再度袋の上からもむ（MEMO＊6）。

MEMO （＊1）豆腐は安いものを！　高くておいしい豆腐は、豆の味が強かったり水分が多めだったりするため。
（＊2）はちみつでもOK。甘さは味見してかげんして。　（＊3）ほかにマンゴーや桃（缶詰）などもおすすめ！
（＊4）フードプロセッサーやブレンダーなどを使用すると手早くできる！　（＊5）加熱中プクーッとふくらんできたら、加熱を終了する。　（＊6）カチカチに凍ってしまったら、冷凍室から出し、しばらくおいてからもむ。

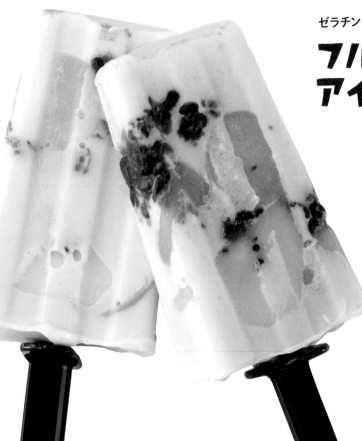

ゼラチンを加えて口どけなめらか〜

フルーツミルク
アイスキャンディー

冷やすまで

7分

レンチン＋
冷やす

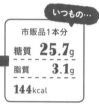

これなら!

1本分

糖質 **10.0**g

脂質 **2.0**g

70kcal

いつもの…

市販品1本分	
糖質	**25.7**g
脂質	**3.1**g

144kcal

（材料）(3本分)

A 牛乳… 150g(MEMO＊1)
ラカントＳ… 40g(MEMO＊2)
バニラエッセンス(あれば)… 数滴
粉ゼラチン… 2g
粒あん、フルーツ… 各適量(MEMO＊3)

（作り方）

1 ボウルに**A**を入れ、よくまぜる。

2 フルーツは5mm厚さにカットする。

3 耐熱容器に水20gを入れ、ゼラチンを振り
入れて軽くまぜ、電子レンジ(600W)で
20〜30秒加熱する(MEMO＊4)。**1**に加え、
手早くまぜ合わせる。

4 アイスバーの容器に**2**、粒あんを入れ、**3**
を流し入れてスティックを刺し、冷凍室で
3〜4時間冷やす(MEMO＊5)。

POINT

アイスバーの容器は100円ショップで購入。バットで作る場合は、バットにラップを敷いてフルーツと粒あんを並べ入れ、**3**を流し入れて3〜4時間冷凍。食べやすい大きさにカットする。カットしたものを保存容器に入れて冷凍しておけば、食べたいときにパクッとつまめます!製氷容器でも同様に作れます。

MEMO (＊1)牛乳のかわりに豆乳やココナッツミルク、アーモンドミルクでも作れるけど、牛乳がミルキーでおいしいのでおすすめ!
(＊2)砂糖でもOK。 (＊3)写真のものは3本分で、粒あん20g、キウイ½個、ぶどう2粒、マンゴー20gを使用。ほかに、みかん(缶詰)、いちご、バナナ、桃(缶詰)、パイナップル(缶詰)なども◎。すいか、りんご、梨など水分が多く味が薄いものは不向き。 (＊4)加熱中ブクーッとふくらんできたら、加熱を終了する。 (＊5)冷凍時間は容器の大きさによって変わるので、様子をみながら調整して! カチカチに凍ったときは、室温に2〜3分おくと食べやすくなる。

定番の味がおうちでカンタンに♪

あずきアイスキャンディー

冷やすまで **4分** / レンチン＋冷やす

(材料)（3本分）

牛乳… 150g(MEMO＊1)
こしあん… 70g(MEMO＊2)
ラカントS… 20〜30g(MEMO＊3)
粉ゼラチン… 2g

(作り方)

1 ボウルに牛乳、こしあんを入れてまぜる。甘さをみながらラカントSを加え、まぜ合わせる。

2 耐熱容器に水20gを入れ、ゼラチンを振り入れて軽くまぜ、電子レンジ（600W）で20〜30秒加熱する(MEMO＊4)。**1**に加え、手早くまぜ合わせる。

3 アイスバーの容器に流し入れ(MEMO＊5)、スティックを刺し、冷凍室で4〜5時間冷やす。

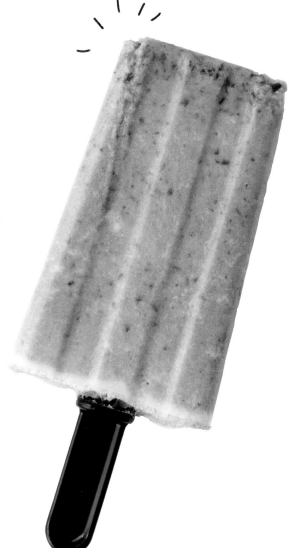

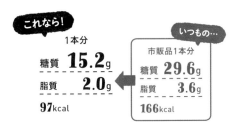

これなら!

1本分

糖質 **15.2**g
脂質 **2.0**g
97kcal

いつもの...

市販品1本分

糖質 **29.6**g
脂質 **3.6**g
166kcal

MEMO （＊1）豆乳、ココナッツミルク、アーモンドミルクでも。
（＊2）あんは手作りでも市販のものでもOK。粒あんでもいいが、こしあんのほうが舌ざわりが◎。粒あんを使う場合はブレンダーやフードプロセッサーにかけるとよい。あんの量は好みでかげんして。
（＊3）ラカントの量はあんの甘さによって調整。市販のあんは甘いので20gくらいでよいかと。手作りあんで作ったときは、25gでちょうどいい甘さに! （＊4）加熱中プクーッとふくらんできたら、加熱を終了する。
（＊5）バットや製氷皿で作っても! 詳細はp.76のPOINT参照。

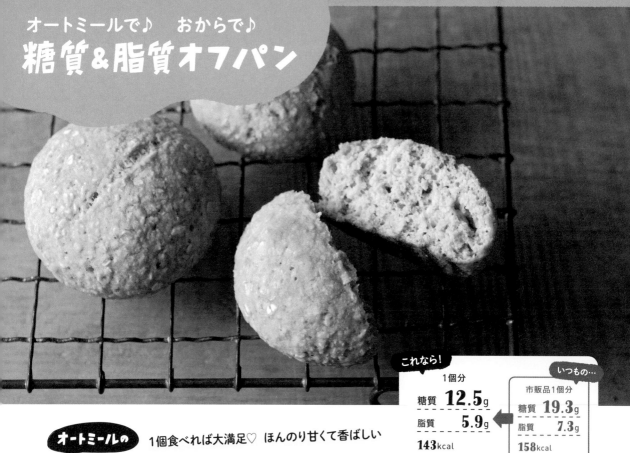

これなら！

1個分

糖質	**12.5**g
脂質	**5.9**g

143kcal

いつもの…

市販品1個分	
糖質	**19.3**g
脂質	**7.3**g

158kcal

オートミールの
もっちりパン

1個食べれば大満足♡　ほんのり甘くて香ばしい

焼くまで
6分

オーブン

(材料)（直径約8cm3個分）

A
オートミール… 50g
おからパウダー… 10g
アーモンドプードル… 15g
ラカントS… 15〜20g（MEMO＊1）
塩…ひとつまみ
サイリウム（オオバコ）… 4g
ベーキングパウダー… 5g

B
卵…L1個（MEMO＊2）
プレーンヨーグルト（無糖）
　… 60g（MEMO＊3）

●準備

オーブンを180度に予熱する。
粒が大きめのオートミールの場合、ミルやフードプロセッサーで粉末にする（MEMO＊4）。

(作り方)

1 ボウルに**A**を入れてよくまぜる。**B**を加え、へらで全体がしっとりするまでまぜ合わせる（MEMO＊5）。

2 3等分し、丸く形をととのえる（MEMO＊6）。オーブンシートを敷いた天板に並べ、180度のオーブンで20〜25分焼く。

POINT

食べるときに冷えていたら、レンジで20秒加熱するかトースターで焼くと、もっちりしておいしい！

MEMO （＊1）てんさい糖などの砂糖でも。（＊2）卵が小さいと生地がまとまりにくいので、水を足して調節して！
（＊3）ヨーグルトは水切り不要。　（＊4）オートミールを粉末にしなくても作れる。その場合、みっちり詰まったかみごたえのある仕上がりに！　（＊5）パサついているようなら、様子をみながら少しずつ水を足す。
（＊6）手に水をつけると、生地がくっつかず作業しやすい！

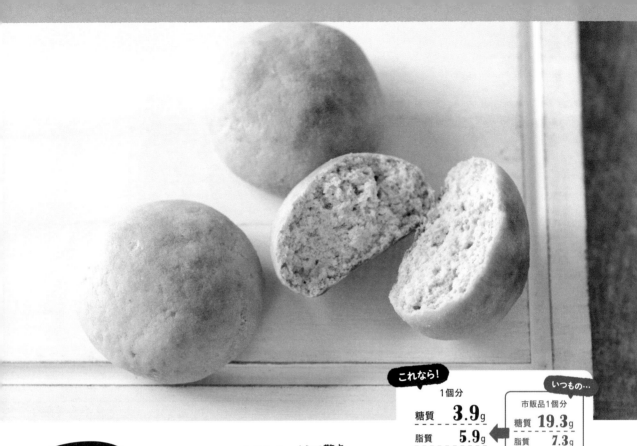

これなら!		いつもの…	
1個分		**市販品1個分**	
糖質	**3.9**g	糖質	**19.3**g
脂質	**5.9**g	脂質	**7.3**g
113kcal		**158**kcal	

おからの

ノンオイルなのにしっとり＆ふっくらで驚き

ふわふわパン

焼くまで
6分

オーブン

(材料) (直径約8cm3個分)

A | おからパウダー… 30g (MEMO＊1)
　| アーモンドプードル… 15g (MEMO＊2)
　| ラカントS… 15g (MEMO＊3)
　| 塩…ひとつまみ
　| サイリウム (オオバコ)… 5g (MEMO＊4)
　| ベーキングパウダー… 5g
B | 卵… 1個
　| プレーンヨーグルト (無糖)
　| 　… 100g (MEMO＊5)
　| 水… 20g

● 準備

オーブンを180度に予熱する。

(作り方)

1 ボウルに**A**を入れてまぜ、**B**を加えてよくまぜ合わせる (MEMO＊6)。3等分し、水をつけた手で丸める (MEMO＊7)。

2 オーブンシートを敷いた天板に**1**を並べ、180度のオーブンで20～25分焼く (MEMO＊8)。

POINT

焼きたてはもちろんふわふわでおいしいけど、冷めるとよりパンっぽい感じに♪ 食べる前に20秒くらいレンチンすると、ふわふわが復活!

MEMO (＊1) おからパウダーはパサつく場合は水を足す。おからパウダーのかわりにソイファイバー25gでも。
(＊2) アーモンドプードルがなければ、きな粉かすりごまでもOK! あるいは、おからパウダーを38gにふやしても。
(＊3) てんさい糖などの砂糖でも。 (＊4) サイリウムは必須。
(＊5) ヨーグルトは水切り不要。 (＊6) 生地は少しやわらかいかな?と感じる、ポテサラぐらいが目安。
(＊7) 丸めたあと、手に水をつけて表面をなでると、焼き上がったとき、表面が割れずにきれいに仕上がる。
(＊8) オーブンがなければ、オーブントースターで20～25分焼いても。

おからパンの生地で作る♪
ayano'sパンrecipe

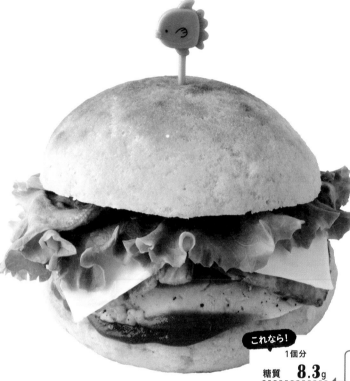

これなら!

1個分

糖質	**8.3**g
脂質	**12.8**g

244kcal

いつもの...

市販品1個分

糖質	**42.2**g
脂質	**14.6**g

401kcal

野菜やチーズもギュッとはさんで
サラダチキンバーガー

(材料)(2個分)

おからパンの生地 (p.79参照)…全量
サラダチキン (薄切り)… 60〜80g(MEMO＊1)
ハーフベーコン… 2枚
スライスチーズ… 2枚
フリルレタス… 2枚
トマトケチャップ…大さじ2

●準備
オーブンを180度に予熱する。

(作り方)

1. パンの生地を2等分して丸め、オーブンシートを敷いた天板にのせ、180度のオーブンで20〜25分焼く。
2. ベーコンはフライパンでこんがり焼く。
3. 1の厚みを半分に切り、下側の切り口にケチャップをぬる。サラダチキン、2、チーズ、レタスを順にのせ、上側のパンをのせてはさむ。あればピックを刺す。

MEMO
(＊1)鶏ハムでもOK! もちろんハンバーグやコロッケなどでも。

禁断の味!?もこれなら罪悪感なし!
ハムマヨロール

(材料)(3個分)

おからパンの生地 (p.79参照)…全量
ハム… 3枚
マヨネーズ…大さじ1
ピザ用チーズ…適量
ドライパセリ (あれば)…適量

●準備
オーブンを180度に予熱する。

MEMO
(＊1)手に水をつけると作業しやすい。
(＊2)ハムとハムが1/3くらいずつ重なるように並べる。

(作り方)

1. オーブンシートにパンの生地をのせ、10×20cmくらいの長方形にのばす(MEMO＊1)。
2. マヨネーズをぬり、ハムを少しずつ重ねてのせ(MEMO＊2)、手前からシートを持ち上げながらクルクル巻く。巻き終わりはつまんでくっつける。
3. 3等分に切って形をととのえ、切り口を上にして、オーブンシートを敷いた天板に並べる。チーズをのせ、あればパセリを振り、180度のオーブンで20〜25分焼く。

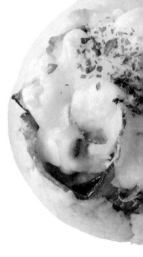

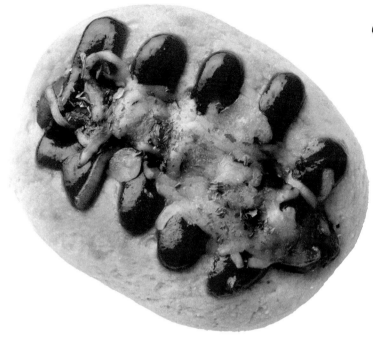

1個分

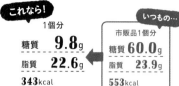

いつもの…

市販品1個分	
糖質 **9.8**g	糖質 **60.0**g
脂質 **22.6**g	脂質 **23.9**g
343kcal	553kcal

パリッとジューシー♡　子どもも大好き

ウィンナーパン

(材料)（2個分）

おからパンの生地（p.79参照）…全量
ウィンナーソーセージ…2本
ピザ用チーズ…適量
トマトケチャップ…大さじ1〜2
ドライパセリ（あれば）…適量

●準備
オーブンを180度に予熱する。

(作り方)

1 パンの生地を2等分し、だ円形にととのえる。

2 ソーセージを1本ずつのせ、ケチャップをかけてチーズをのせる。オーブンシートを敷いた天板に並べ、180度のオーブンで25分焼く。あればパセリを振る。

これなら！

1個分

いつもの…

市販品1個分	
糖質 **4.3**g	糖質 **37.7**g
脂質 **12.3**g	脂質 **12.4**g
185kcal	316kcal

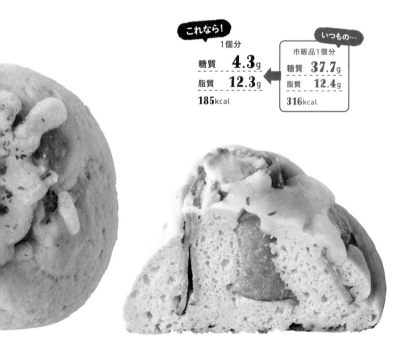

おからパンの生地で作る♪
follower'sパンrecipe

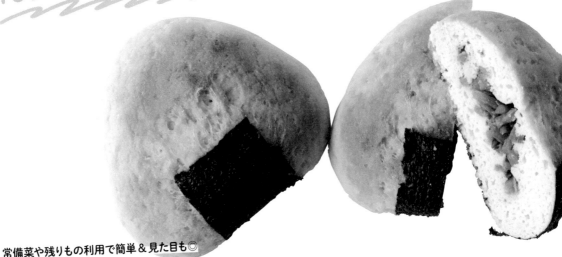

常備菜や残りもの利用で簡単＆見た目も◎

おにぎりパン @bonbon_bodymakeさんのアイデア

これなら!

1個分

		いつもの…
糖質 **5.4**g		市販品1個分
脂質 **6.1**g		糖質 **38.9**g
127kcal		脂質 **7.0**g
		267kcal

（材料）（3個分）

おからパンの生地 (p.79参照) …全量
きんぴらごぼう…約30g (MEMO＊1)
焼きのり…適量

●準備

オーブンを180度に予熱する。

MEMO
（＊1）肉じゃが、すき焼き、明太子や高菜
などもおすすめ！

（作り方）

1 パンの生地を3等分し、手のひらに
のせてまるく薄くのばし、きんぴら
ごぼうを⅓量ずつのせ、端を寄せ
て包む。三角形にととのえ、のりを
巻く。

2 オーブンシートを敷いた天板に**1**を
並べ、180度のオーブンで20〜25
分焼く。

ソース＆マヨONで、こってりなのにヘルシー

お好み焼きパン @bonbon_bodymakeさんのアイデア

（材料）（3個分）

おからパンの生地 (p.79参照) …全量
キャベツ（みじん切り）…1枚
ハム（細切り）…1枚
お好み焼きソース（糖質50％オフ）…大さじ3
マヨネーズ…大さじ1½
削り節…大さじ3

●準備

オーブンを180度に予熱する。

（作り方）

1 パンの生地を3等分し、手の上でまるく
2㎝くらいの厚さにのばす。まん中を軽
くくぼませてキャベツ、ハムをのせ、ソ
ース、マヨネーズをかける。

2 オーブンシートを敷いた天板に**1**を並べ、
180度のオーブンで20〜25分焼く。削
り節をのせる。

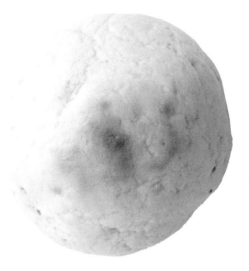

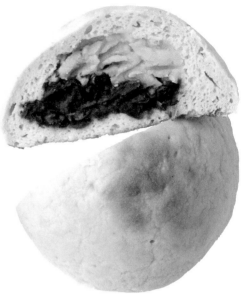

これなら!
1個分
糖質 **22.6**g
脂質 **6.1**g
205kcal

いつもの…
市販品1個分
糖質 **53.9**g
脂質 **7.3**g
341kcal

菓子パン欲が満たされます

おさつあんパン

@gohanno_nikkiさんのアイデア

(**材料**)（3個分）
おからパンの生地 (p.79参照) …全量
さつまいもペースト…大さじ4〜5（MEMO＊1）
粒あん…大さじ4〜5

●準備
オーブンを180度に予熱する。

(**作り方**)

1 パンの生地を3等分する。手のひらでまるく薄くのばし、粒あんとさつまいもペーストを⅓量ずつのせ、生地の端を寄せて包む。

2 オーブンシートを敷いた天板に**1**をとじ目を下にして並べ、180度のオーブンで20〜25分焼く。

MEMO
（＊1）さつまいもをふかしてつぶしたもの。

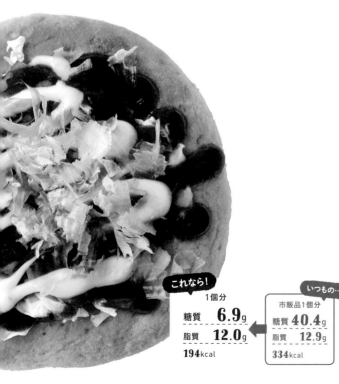

これなら!
1個分
糖質 **6.9**g
脂質 **12.0**g
194kcal

いつもの…
市販品1個分
糖質 **40.4**g
脂質 **12.9**g
334kcal

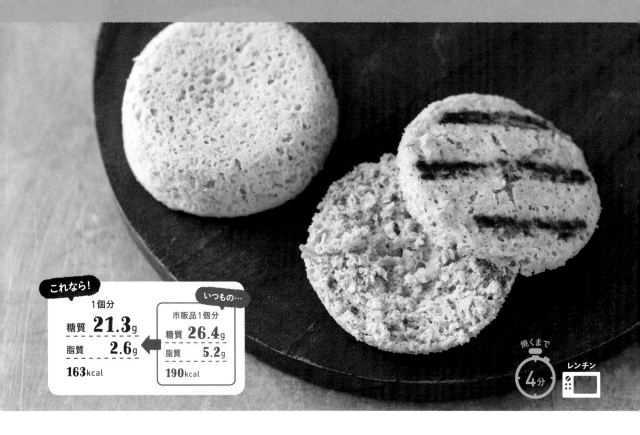

これなら!	いつもの...
1個分	**市販品1個分**
糖質 **21.3**g	糖質 **26.4**g
脂質 **2.6**g	脂質 **5.2**g
163kcal	**190**kcal

焼くまで **4**分 レンチン

レンチンで完成! トースターで焼けばカリッ&モチッ

イングリッシュマフィン風 オートミールバンズ

材料 (1個分)

A | オートミール… 25g
おからパウダー… 7g
ベーキングパウダー… 4g
ラカントS… 3〜5g(MEMO＊1)
塩…ひとつまみ
プレーンヨーグルト (無糖)… 80g

作り方

1 茶わん (MEMO＊2) に**A**を入れてスプーンでよくまぜ、ヨーグルトを加え、全体がしっとりするまでさらにまぜる (MEMO＊3)。

2 表面を平らにならし、ラップをふんわりかけ、電子レンジ (600W) で3分加熱する。茶わんを返してキッチンペーパーにとり出し、あら熱をとる。

POINT

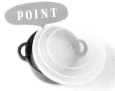

耐熱容器で作っても。レンジ加熱可能なふたを使う場合、少しずらしてのせ、加熱します。

POINT

ブラックペッパーを加えても!

Aにブラックペッパーを少し加えてもおいしい。ハンバーガーやエッグベネディクトにする場合はとくにおすすめ!

できたてがおいしい♪

そのままだともっちり蒸しパン風、トースターで焼くとカリッ&もちもちイングリッシュマフィン風。焼いたあとは時間がたつと少しかたくなるので、早めに食べて!

アレンジ自由自在!

素朴な味で、クリームチーズやジャムをぬったり、チーズをのせて焼いたり、ハンバーガーやエッグベネディクトにしたりetc.……いろいろ楽しめます。

MEMO (＊1) ラカントのかわりに砂糖でも。 (＊2) 茶わんは小〜中くらいの大きさが◎。ふくらむ生地ではないので、茶わんが大きすぎると平たく仕上がる。材料をまぜたあと、オイルを薄くぬった茶わんに移しかえて加熱すると、きれいにとり出せる。 (＊3) スプーンの背ですりまぜるとよい。

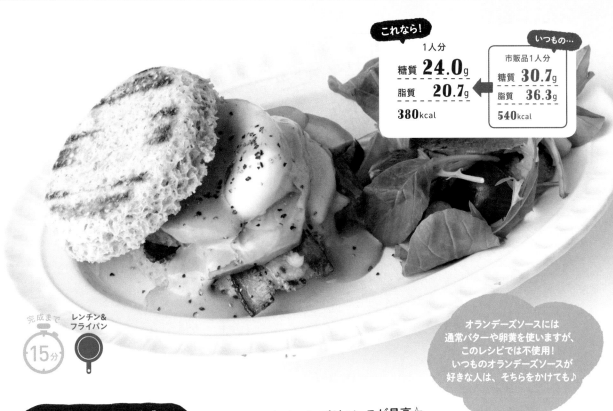

1人分		いつもの…
		市販品1人分
糖質 **24.0**g		糖質 **30.7**g
脂質 **20.7**g	←	脂質 **36.3**g
380kcal		**540**kcal

完成まで **15分** レンチン＆フライパン

オランデーズソースには通常バターや卵黄を使いますが、このレシピでは不使用！いつものオランデーズソースが好きな人は、そちらをかけても♪

オートミールバンズで作る

もっちりバンズにトロトロ卵とソースが最高☆

エッグベネディクト

材料 (1人分)

オートミールバンズ (p.84参照) … 1個 (MEMO＊1)

卵…1個

ベーコン、アボカド…各適量 (MEMO＊2)

ミニトマト、ベビーリーフなど (あれば) …各適量

あらびき黒こしょう…適量

〈オランデーズソース〉(作りやすい分量) (MEMO＊3)

マヨネーズ…大さじ1

プレーンヨーグルト (無糖) …大さじ1

トマトケチャップ…小さじ1

みそ…小さじ1/2

レモン汁…小さじ1

ラカントS…小さじ1/2〜1 (MEMO＊4)

作り方

1 オートミールバンズは厚みを半分に切り、トーストする。

2 オランデーズソースの材料すべてをまぜ合わせる。

3 耐熱の茶わんやマグカップに卵を割り入れ、黄身に楊枝で2〜3カ所穴をあける (MEMO＊5)。卵がかぶるくらい水を加え、ラップをふんわりかけて電子レンジ (600W) で1分加熱 (MEMO＊6)。スプーンでそっと卵をとり出し、湯を捨てる。

4 ベーコンはフライパンでこんがり焼く。アボカドは食べやすく切る。

5 1に4、3をはさんで器に盛り、2をかけ、こしょうを振る。あればベビーリーフ、ミニトマトを添える。

MEMO (＊1) 蒸しパン (p.18) やパンケーキ (p.16) でもOK！ オートミールバンズは卵不使用なので、卵を控えたい人におすすめ。(＊2) 具はほかに、サラダチキン、ハンバーグ、アスパラガスなどお好みで。(＊3) オランデーズソースは2食分くらいできるので、残りは野菜につけたりして食べて！ (＊4) 小さじ1だとマイルドに！ (＊5) 細めのマグカップで作ると丸くできるのでおすすめ。(＊6) いいぐあいに加熱できていれば完成！ 加熱が足りないようなら、様子をみながら10秒ずつ追加で加熱する。

お食事レシピにTRY

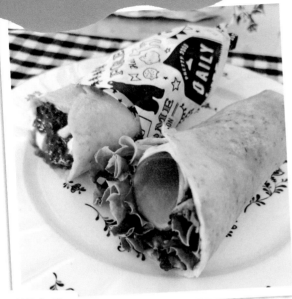

1個分（ハム）
糖質 **18.9**g
脂質 **12.8**g
260kcal

MEMO
（＊1）オートミールがかゆ状になる。 （＊2）小さめに何枚も作って、タコスパーティーにも♪ 小さく作るときは、加熱時間を2分30秒〜様子をみつつ調整。
（＊3）写真のクリームは、豆腐のバタークリームにココアパウダーをまぜたもの。

 オートミールの　レンチンで簡単、破れにくくていい香り！
もちもちクレープ

材料（直径20cm2枚分）

A ｜ オートミール…30g
｜ ラカントS…10g
｜ 塩…ひとつまみ

卵…1個

好みの具材（例）：
ハム、スライスチーズ、レタス、マヨネーズ
…各適量
バナナ、豆腐のバタークリーム（p.56参照）、
ココアパウダー…各適量

完成まで **15**分 レンチン

作り方

1 耐熱ボウルにAを入れてまぜ、水100gを加え、ラップをかけて電子レンジ（600W）で1分加熱する（MEMO＊1）。卵を加え、よくまぜ合わせる。

2 大きめの耐熱皿にラップを敷き、**1**の半量をスプーンでのせ、薄くまるくのばす（MEMO＊2）。ラップはかけず、電子レンジで3分30秒加熱する。あら熱がとれたら、ラップごと上下を返して生地をはずす。残りも同様に。

3 レタス、ハム、チーズ、マヨネーズ、バナナとクリーム（MEMO＊3）など、好みのものをのせて巻く。

野菜もたっぷりで低糖質＆低カロリー

 おからの
ハイローラー

完成まで **15**分 フライパン

1本分
糖質 **5.3**g
脂質 **7.6**g
264kcal

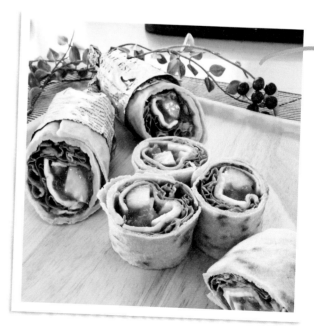

おかず系からスイーツ系までいろいろできます！

オートミールの パニーニ

完成まで **15分** / フライパン

1個分
糖質 **5.0**g
脂質 **13.2**g
263kcal

（材料）（1個分）

A
オートミール… 20g
おからパウダー… 10g
アーモンドプードル… 10g（MEMO＊1）
ラカントS… 5〜10g
塩… ひとつまみ
ベーキングパウダー… 3g
サイリウム（オオバコ）… 2g

好みの具材（例）：
ラタトゥイユ、とろけるスライスチーズ
　… 各適量（MEMO＊2）

（作り方）

1 ボウルに**A**を入れてまぜ、水50〜60gを加え、スプーンの背でこねるようにすりまぜる（MEMO＊3）。粉っぽさがなくなったら、ひとまとめにする。

2 クッキングシートに**1**をのせ、片手くらいの大きさのだ円形にのばす（MEMO＊4）。半分にチーズ、ラタトゥイユをのせ、クッキングシートを持ち上げて折りたたみ、生地の端をつまんでくっつける。

3 シートごとフライパンにのせ、ふたをして弱火で5分ほど焼く。焼き色がついたらシートごと上下を返し、さらに3分ほど焼く。

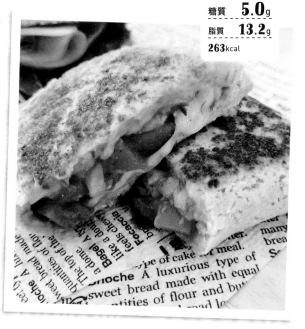

MEMO
（＊1）アーモンドプードルがなければ、おからパウダーを15gにして作る。アーモンドプードルを使用した場合とくらべ、もっちっとしたナンに近い食感に。あればアーモンドプードル使用がおすすめ！　（＊2）具はほかに、ハム、ミートソース、キーマカレー、納豆、キムチ、チョコ、バナナなどでも。
（＊3）水はまず50g入れてまぜてみて、粉っぽいようなら少しずつ足す。
（＊4）手に水をつけると生地がくっつかず作業しやすい！　ラップをかぶせてめん棒で伸ばしても。

（材料）（直径約30cm1枚分）

A
おからパウダー… 20g
サイリウム（オオバコ）… 4g
ラカントS… 5g
塩… ひとつまみ

好みの具材（例）：
サニーレタス、ハーフベーコン、スライスチーズ、きゅうり、
　トマト… 各適量（MEMO＊1）
マヨネーズ… 適量

MEMO
（＊1）具はほかに、キャロットラペ、キャベツのせん切り、鶏ハム、ミートソース、ゆで卵などでも。　（＊2）おからパウダーの種類によっては水が足りないことも。生地がバサついてまとまらないときは、少しずつ水を足す。
（＊3）焼きすぎると皮がかたくなって巻いたときに割れやすいので、ほんのり焼き色がつくらいでOK！　（＊4）巻き終わりの皮にマヨネーズをぬっておくとくずれにくい。　（＊5）ラップで包んだままお弁当にも♪　時間がなければ休ませなくてもよいが、少しおいたほうが皮がしっとりしてくずれにくい。

（作り方）

1 ボウルに**A**を入れてまぜ、水80gを加えてスプーンの背でこねるようにすりまぜ、ひとまとめにする（MEMO＊2）。

2 クッキングシートに**1**をのせ、直径30cmくらいに手で薄くのばす。

3 シートごとフライパンにのせ、弱めの中火で5分ほど焼く。端が乾いて浮いてきたらクッキングシートごと上下を返し、さらに1〜2分焼く（MEMO＊3）。

4 ベーコンはフライパンでこんがり焼く。きゅうりは棒状に、トマトはくし形に切る。

5 ラップに**3**をのせ、手前にレタス、チーズ、**4**、マヨネーズをのせて、のり巻きのように巻く（MEMO＊4）。そのままラップで包んで少し休ませ、食べやすく切る（MEMO＊5）。

レンチンでお手軽、
おなかの調子が絶好調に♪

オートミールの

カルボナーラリゾット

（材料）(1人分)

A オートミール
　　…25〜30g(MEMO＊1)
　　豆乳(または牛乳)…160g
　　固形コンソメ(砕く)…1個

好みの具材(例)：
ハーフベーコン…1枚
玉ねぎ…¼個
ピザ用チーズ…50g
卵黄(好みで)…1個分
ドライパセリ(あれば)…適量

完成まで 10分　レンチン

（作り方）

1 ベーコンは細切りにし、玉ねぎはみじん切りにする(MEMO＊2)。

2 耐熱ボウルに**1**を入れ、ラップをふんわりかけて電子レンジ(600W)で1分30秒加熱する。

3 **A**を加えてぐるっとまぜ、ラップをふんわりかけて電子レンジで2分加熱する。いったんとり出し、チーズを散らしてひとまぜし、電子レンジでさらに30秒加熱する。

4 器に盛り、卵黄をのせ、あればパセリを振る。

1人分
糖質 **26.4**g
脂質 **24.2**g
430kcal

MEMO
(＊1) オートミールは25gだとやわらかめのトロトロリゾット、30gだとかために仕上がります。キムチーズ、担担も同様。
(＊2) しめじ¼パックを加えてもおいしい！

コクがあってうま辛☆　1品で大満足すぎるメニュー

オートミールの

担担リゾット

完成まで 15分　レンチン

1人分
糖質 **26.1**g
脂質 **9.3**g
287kcal

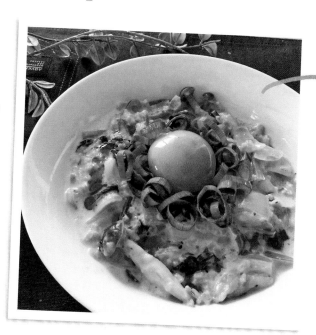

オートミールの
キムチーズリゾット

（材料）（1人分）

A　オートミール… 25〜30g
　　豆乳（または牛乳）… 150g
　　顆粒和風だし（あれば）… 5g
　　キムチ… 50g
　　スライスチーズ… 20g
卵黄（好みで）… 1個分
ドライパセリ（あれば）… 適量

完成まで
7分　レンチン

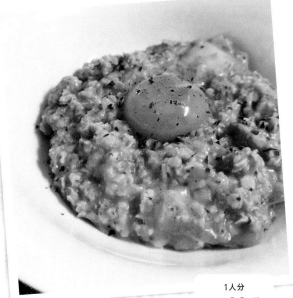

（作り方）

耐熱ボウルに**A**を入れ、ぐるぐるまぜる。ラップをふんわりかけ、電子レンジ（600W）で3分加熱する。ひとまぜして器に盛り、好みで卵黄をのせる。あればパセリを振る。

簡単＆レンチンでできるから
お寝坊さんの朝ごはんにもオススメ（笑）。
スープジャーに入れて
お弁当にしてもGOOD♡

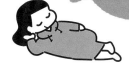

1人分
糖質 **23.7**g
脂質 **15.4**g
328kcal

（材料）（1人分）

オートミール… 25〜30g

A　豆乳（または牛乳）… 150g
　　みそ… 小さじ1
　　鶏ガラスープのもと… 小さじ1
　　砂糖（またはラカントS）… 小さじ1/2
　　おろしにんにく… 小さじ1/2（MEMO＊1）
　　おろししょうが… 小さじ1/2
好みの具材（例）:
豚もも薄切り肉… 30g
玉ねぎ… 1/4個
小松菜… 1/2束
しめじ… 1/4パック
青ねぎ（小口切り）… 適量
卵黄… 1個分
一味（または七味）とうがらし… 適量
ラー油… 適量

（作り方）

1　玉ねぎは5mm厚さくらいに切る。しめじはほぐし、小松菜は3cm長さに、豚肉は食べやすく切る（MEMO＊2）。

2　耐熱ボウルに**1**、豚肉を入れ、ラップをふんわりかけて電子レンジ（600W）で3分加熱する。

3　**A**を加えてまぜ、調味料をとかす。オートミールを加えてよくまぜ合わせ、ラップをふんわりかけて電子レンジで3分加熱する（MEMO＊3）。一味とうがらしを振って器に盛り、ねぎ、卵黄をのせ、ラー油をかける。

MEMO
（＊1）にんにくは入れたほうがおいしい！　けど、においが気になる……ってときは入れなくてもOK。
（＊2）具はほかに、鶏ひき肉、ほうれんそう、にら、ねぎ、きのこ類などでも。具の種類や量によって加熱時間が異なるので調整して。
（＊3）オートミールがやわらかくなり、とろりとしていればOK!

POINT
このスープで担担めんも作れます！　その場合、調味料をすべて1.5倍にして濃いめの味つけに。

具だくさんなのにラクチン、
おなかもココロも♡

オートミールの
カレードリア

完成まで **25分** レンチン＋オーブン

（材料）（1人分）

A | オートミール…25g
豆乳（または牛乳）…80g
カレーパウダー…5g
顆粒和風だし（または固形コンソメ）…3g

好みの具材（例）:
鶏ひき肉…50g
玉ねぎ…½個
グリーンアスパラガス…2本
しめじ…¼パック
ミニトマト…3個
ピザ用チーズ…50g
ドライパセリ（あれば）…適量

（作り方）

1 玉ねぎは1cm厚さに切り、アスパラガスは3cm長さの斜め切りにする。しめじはほぐす。

2 耐熱ボウルに**1**、ひき肉を入れ、ラップをふんわりかけて電子レンジ（600W）で1分30秒〜2分加熱する（MEMO＊1）。

3 **A**を加えてよくまぜ、ラップをふんわりかけ、電子レンジで2分加熱する。全体をまぜ、グラタン皿やスキレットに入れ、ミニトマト、チーズをのせ、200度のオーブンで焼き色がつくまで10〜15分焼く。あればパセリを振る。

1人分
糖質 **25.8**g
脂質 **8.6**g
262kcal

MEMO
（＊1）具の種類や量によって加熱時間を調整。野菜がやわらかくなればOK。

レンチン！　ノンライス！　うますぎ注意

豆腐とオートミールの
オムライス

完成まで **20分** レンチン

1人分
糖質 **30.4**g
脂質 **16.3**g
399kcal

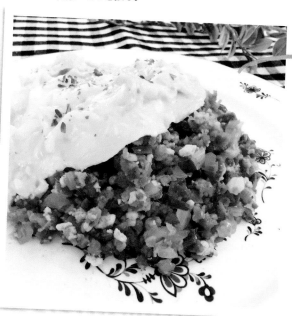

豆腐とオートミールの 卵かけごはん

卵白をまぜてふわふわ＆ボリュームアップ

完成まで 10分 レンチン

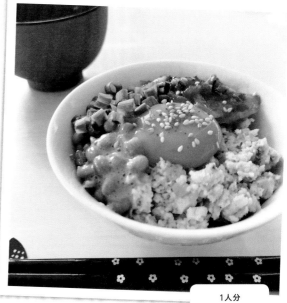

(材料)(1人分)

豆腐… 100g(MEMO＊1)

A オートミール… 25〜30g(MEMO＊2)
卵白… 1個分
顆粒和風だし… 小さじ½ (約2g)(MEMO＊3)
塩… ひとつまみ

卵黄… 1個分

キムチ、納豆、細ねぎ、いり白ごま (好みで)
…各適量(MEMO＊4)

塩、しょうゆ、ごま油 (好みで)…各適量(MEMO＊5)

(作り方)

1 耐熱ボウルに豆腐を入れ、ぐちゃぐちゃにまぜる。
Aを加えてかきまぜ、ラップをふんわりかけ、電
子レンジ(600W)で3分加熱する。

2 手早くかきまぜてほぐし、器に盛って卵黄をのせる。
好みでキムチ、納豆、細ねぎの小口切りをのせ、
塩やしょうゆ、ごま油をかけ、ごまを振る。

MEMO
(＊1)豆腐は絹ごしでも木綿でも。絹ごしだとふわトロ、木綿だと少ししっかりした食感に。いずれも水切り
は不要。　(＊2)オートミールは25gだとやわらかめのごはん風、30gだと普通のごはん風に。卵かけごはん
なので25gでやわらかめに仕上げるのがおすすめ！　(＊3)入れても、入れなくてもよい。　(＊4)ほかに、一
味とうがらし、明太子、削り節などをのせても！　(＊5)塩＆ごま油で食べるのが超おすすめ！

1人分
糖質 **19.8**g
脂質 **14.2**g
327kcal

(材料)(1人分)

豆腐 (木綿)… 100g

オートミール… 25〜30g

A 固形コンソメ… ⅓個 (MEMO＊1)
トマトケチャップ… 20〜30g
ラカントS… 5g

卵… 1個

牛乳 (または豆乳)… 大さじ1

塩、こしょう… 各少々

オリーブオイル… 適量

ドライパセリ (あれば)… 適量

好みの具材 (例)：

B 玉ねぎ (みじん切り)… ¼個
ピーマン (みじん切り)… 1個
にんじん (みじん切り)… ¼本
鶏ひき肉… 適量

(作り方)

1 豆腐はキッチンペーパーで包み、ギュッとしぼって
60gくらいになるまで水切りする。耐熱ボウルに入れ、
箸でぐるぐるまぜてこまかくする。

2 **B**を加えてまぜ、ラップはかけず、電子レンジ (600
W) で2分加熱する。オートミール、**A**を加えてまぜ
合わせ、ラップはかけず、電子レンジでさらに2分
加熱する。いったんとり出して全体をぐるっとまぜ、
もう一度、電子レンジで2分加熱する(MEMO＊2)。

3 大きめの耐熱皿にオリーブオイルを薄くぬり、卵を
割りほぐし、牛乳、塩、こしょうを加えてまぜる。
ラップをふんわりかけ、電子レンジで30秒加熱する。
いったんとり出してかきまぜ、同様にラップをかけ
て20秒加熱し、とり出してまぜ、さらに10〜20秒
加熱して好みの状態に仕上げる。

4 **2**を器に盛り、**3**をのせ、あればパセリを振る。

MEMO
(＊1)顆粒和風だしでも
よいし、いずれも加えな
くてもOK。
(＊2)パラパラが好きな
人は、追加で2分加熱し
て♪

91

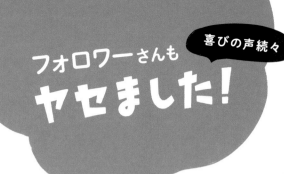

フォロワーさんも
ヤセました!

喜びの声続々

ふくのゆさん

「彩乃さんのレシピを知ってからニキビ知らずに。実家に帰ったときに母に作ってあげたら、たった1回でお通じ改善」

@t.m1107さん

「オートミールの無限大の可能性に感動。これなら続けられる。本当にクオリティーが高くておいしい!」

yoneazuさん

「産後落ちなかった体重が、半年で-10kg。子どもたちもおいしい♡と喜んでくれ、安心してあげられるおやつに出会えて感謝(涙)」

食事にもおやつにもなる
オートミールは
本当に万能!

@arimama_0902さん

「結論からいうと、産後-20kgのダイエットに成功! しかも乳腺炎になりやすく、生クリームやバター、揚げ物などをがまんしていたのですが、私でも食べられる彩乃さんのおやつと出会い、心も満たされています♡ しかも便通は1日に2、3回もあるようになりました!」

@hisahisanonさん

「彩乃さんのおかげで成長期の娘が、健康的にダイエットできており、母親の私も安心して応援できています。レシピを見ながら、"これおいしそうだね"、"今度作って!"など、難しい年ごろの娘と笑顔で会話でき、親子の絆を深めさせていただいています」

@yui_dietgramさん

「産後、63kgからなかなか体重が戻らず、1日1回は彩乃さんのオートミールを使ったごはんやおやつを食べ続け、今55kgです。ちなみに主人も6kgくらい減量しています」

トムトムさん

「停滞期でビクともしなかった体重が1カ月で3kg減!」

kakaoさん

「ダイエット＝甘いものがまん、お菓子がまん、糖質・脂質は死なないレベルで落としまくる、といった概念が変わりました。おかげで、**がまんの限界を超えて爆食い→リバウンドがなくなった♡**」

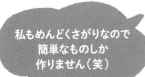

私もめんどくさがりなので簡単なものしか作りません（笑）

@diet_momojiri_saoriさん

「マフィンやパウンドケーキなど、作りおきできるレシピやレンチンだけで作れるレシピが多いので、料理に対するハードルが下がりました♡」

ゆっこさん

「1カ月に1kgずつ減っていて、半年で6kg減。（35歳、151cmで52kg→46kg）PFCバランスを意識した食事と簡単なストレッチや筋トレ、できるときにエアなわ跳びも。彩乃さんのレシピに出会えなかったら、もうとっくに心が折れていたと思う」

@naaa_miii1990さん

「3カ月、パーソナルジムに通っていたのですが、そのときに彩乃さんのレシピを知りました。本当にどれもおいしく、ストレスなく、着々と目標の体重を達成してトータル7kgヤセることができました！」

シナモンロール（15）さん

「中学生です。コロナ禍で、母にもし何かあったらと、春ごろに料理を始めて、そのときに彩乃さんのレシピに出会いました。ガチ初心者の私でも、簡単に作ることができて、このレシピに出会わなかったら料理が嫌いになっていたと思います。**タピオカによってムチムチになった体にも変化がありました(笑)**」

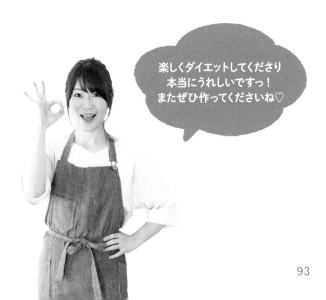

楽しくダイエットしてくださり本当にうれしいですっ！またぜひ作ってくださいね♡

食べたいシーン別
INDEX

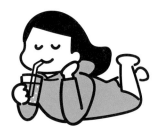

STAFF

装丁・本文デザイン	蓮尾真沙子 (tri)
撮影	佐山裕子 (主婦の友社)
スタイリング	本郷由紀子
栄養計算	伏島京子
イラスト	オフィスシバチャン
構成・文	藤岡美穂 (p.13-91)
編集アシスタント	平岩佳織
編集担当	田村明子 (主婦の友社)

参考文献

『からだにおいしい あたらしい栄養学』
(吉田企世子、松田早苗監修／高橋書店)

『栄養科学イラストレイテッド 基礎栄養学
第4版』(田地陽一編／羊土社)

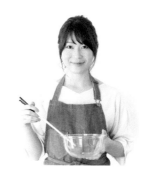

石原彩乃
(いしはらあやの)

愛知県名古屋市出身、一男一女のママ。Instagram (@ayn163_diet) にて、糖質・脂質オフのレシピを発信。自身も8kgのダイエットに成功したレシピは、スイーツから食事までダイエット食とは思えない満足感のあるものばかりで、約1年半でフォロワー10万人を超える人気アカウントに (2021年1月現在)。　本業は看護師であり、幼少期から得意だったお菓子作りと看護の経験を掛け合わせ、美容と健康にいいレシピを情熱を持って考案し続けている。企業へのレシピ提供も行う。

えぇっ！　これで糖質＆脂質オフ!?
ヤセる欲望系おやつ

2021年2月20日　第1刷発行
2021年6月30日　第4刷発行

著者　　石原彩乃（いしはらあやの）

発行者　平野健一

発行所　株式会社主婦の友社
　　　　〒141-0021　東京都品川区上大崎3-1-1
　　　　目黒セントラルスクエア
　　　　電話03-5280-7537 (編集)
　　　　　　　03-5280-7551 (販売)

印刷所　大日本印刷株式会社

Ⓒ Ayano Ishihara　2021　Printed in Japan　ISBN978-4-07-445506-5